அடிப்படை உடலியல்

மரபுவழி மருத்துவ மாணவர்களுக்கான பாடநூல்

அக்கு ஹீலர் அ. உமர் பாரூக்

எதிர் வெளியீடு

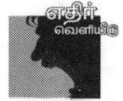

அடிப்படை உடலியல்

மரபுவழி மருத்துவ மாணவர்களுக்கான பாடநூல்

அக்கு ஹீலர் அ. உமர் பாரூக்

முதல் பதிப்பு: டிசம்பர் 2017
ஐந்தாம் பதிப்பு: செப்டம்பர் 2023

எதிர் வெளியீடு,
96, நியூ ஸ்கீம் ரோடு, பொள்ளாச்சி - 642 002
தொலைபேசி: 04259 - 226012, 99425 11302

விலை: ரூ. 160

Adippadai Udaliyal

Acu Healer A. Umar Farook

Copyright © A. Umar Farook

First Edition: December 2017
Fifth Edition: September 2023

Published by
Ethir Veliyeedu, 96, New Scheme Road, Pollachi - 642 002
email: ethirveliyedu@gmail.com
www.ethirveliyeedu.com

ISBN : 978-93-87333-21-5
Printed at Jothy Enterprises, Chennai.

All rights reserved. No part of this book may be reprinted or reproduced or utilised in any form or by any electronic, mechanical or other means, now known or hereafter invented, including photocopying and recording, or in any information storage or retrieval system, without permission in writing from the Publisher.

பொருளடக்கம்

- ○ அறிமுகம் — 5
1. மரபுவழிப் பார்வையில் மனித உடல் — 7
2. உயிரணு — 20
3. செரிமான மண்டலம் — 26
4. இரத்த சுற்றோட்ட மண்டலம் — 33
5. எலும்பு மண்டலம் — 44
6. தசை மண்டலம் — 57
7. சுவாச மண்டலம் — 64
8. கழிவு நீக்க மண்டலம் — 71
9. நரம்பு மண்டலம் — 82
10. நிண நீர் மண்டலம் — 93
11. இனப்பெருக்க மண்டலம் — 100
12. நாளமில்லா சுரப்பிகள் — 108
13. புலன் உறுப்புகள் — 119
14. ஒருங்கிணைந்த உடலியல் — 128
- ○ பின்னிணைப்பு — 134

அறிமுகம்

மனிதனுக்குத் தன் உடலைப் பற்றிய சிந்தனை தோன்றிய ஆதிகாலத்திலிருந்தே, உடல் உறுப்புகளைப் பற்றியத் தேடலும், புரிதலும் ஏற்படத் தொடங்கியது. பண்டைய மக்கள் தங்கள் உள்ளுணர்வுகள் மூலமும், தேடலின் மூலமும் உடல் இயங்கியலை விளங்க முயன்றார்கள். தமிழகத்தின் சித்த மருத்துவம், வட இந்தியாவின் ஆயுர்வேதம், பாரசீகத்தின் யுனானி மருத்துவம், சீனாவின் அக்குபங்சர்... என உலகம் முழுவதும் ஏறக்குறைய ஒரே காலத்தில் மரபுவழி மருத்துவங்கள் தோன்றின.

மரபுவழி மருத்துவங்களின் தோற்ற காலத்திலிருந்தே உடலியல் பற்றிய தெளிவான பார்வை நம் முன்னோர்களுக்கு இருந்தது. மரபுவழி மருத்துவங்களின் உடலியல் அதன் இயக்கத் தன்மையை அடிப்படையாகக் கொண்டிருந்தது. உடற்செயலியலை மட்டுமே உணரவும், பயப்படுத்தவும் செய்தார்கள். பிற்கால மருத்துவங்கள் உடல் அமைப்பியலை புரிந்துகொள்ள முயன்றன. நவீன ஆய்வுகள், அறுத்துப் பார்க்கும் முறைகள் மூலமாக தெளிவான உடல் அமைப்பியலை நவீன அறிவியல் வெளிப்படுத்தியது.

மரபு அறிவியலின் உடற்செயலியல், நவீன சிந்தனைகளின் வழியாக முழுமையை நோக்கி நகர்த்தப்பட்டது. ஆகப்பெரிய ஆராய்ச்சிகள் மனித உடலின் மீது நடந்துகொண்டே இருந்தாலும் இன்னும் பல ரகசியங்களை தனக்குள் தக்க வைத்துக்கொண்டே இருக்கிறது நம் உடல்.

மரபு வழி அறிவியலின் அடிப்படையில் - நவீன ஆய்வுகளின் தொடர்ச்சியாக மனித உடலியலைப் புரிந்துகொள்ள முயல்வதே இக்கட்டுரைகளின் நோக்கம்.

1

மரபுவழிப் பார்வையில் மனித உடல்

மனித உடலில் அமைந்துள்ள உறுப்புகளின் அமைப்பைப் பற்றி விளக்கும் அறிவியல் உடல் அமைப்பியல் (ANATOMY) அல்லது உடற்கூறியல் என அழைக்கப்படுகிறது.

வரலாற்றுக்கு முந்தைய காலத்திலேயே உடலின் உள்ளுறுப்புகளை பற்றிய ஞானம் தொன்மையான மருத்துவங்களுக்கு இருந்தது. சீனாவில் சுமார் எட்டாயிரம் ஆண்டுகளுக்கு முன்பே தோன்றிய அக்குபங்சர் மருத்துவத்தில் உடற்கூறுகளைப் பற்றிய விளக்கங்கள் காணக் கிடைக்கின்றன. கி.மு. 2000 வருடங்களில் எகிப்தில் காகிதம் போன்ற ஏடுகளில் உடல் உள்ளுறுப்புகளைப் பற்றி எழுதப்பட்ட குறிப்புகள் கிடைத்துள்ளன. தமிழகத்தில் சித்தர்களின் காலத்தில் தோன்றிய பாடல்களில் உடலைப் பற்றிய அரிதான பல விளக்கங்கள் கிடைக்கின்றன.

உடலியல் என்றால் என்ன?

உடலியல் என்ற சொல் உடல் அமைப்பையும், உடல் இயக்கத்தையும் விவரிக்கும் இயல் ஆகும். பொதுவாக, உடலின் உறுப்புகள் அமைந்திருக்கும் தன்மையை விவரிக்கும் பகுதி - உடல் அமைப்பியல் (ANATOMY) என்றும், அதன் பணிகளை விவரிக்கும் பகுதி உடற்செயலியல் (PHYSIOLOGY) என்றும் அழைக்கப்படுகிறது.

"ANATOMY" - என்ற சொல்லுக்கு "அறுத்துப் பார்த்தல்" என்று பொருள். இது ANATOME என்ற கிரேக்கச் சொல்லில் இருந்து உருவானது. மனிதனின் பொருள் சார்ந்த வாழ்வு துவங்கியபோது அனைத்து விஷயங்களையும் கண்ணால் காண முற்பட்டான். அப்படி, உடல் உறுப்புகளைக் காண - விலங்குகளை அறுத்துப் பார்த்து, அவற்றின் அமைப்புகளை

வரைய ஆரம்பித்தார்கள். பிணங்கள் கிடைத்தபோது அவற்றையும் அறுத்துப் பார்த்தார்கள்.

இப்படியான அறுத்துப் பார்க்கும் ஆய்வுகள் பிற்காலத்தில் வேகமாகப் பரவியது. துவக்க கால ஆய்வுகளில் உயிருள்ள மனித உடலிற்கும் - பிணங்களுக்குமான வேறுபாட்டை மறந்து, மேற்கொள்ளப்பட்ட ஆய்வுகள் தவறான முடிவுகளையே தந்தன. படிப்படியான ஆய்வுகளில் உடல் உறுப்புகளைப் பற்றிய தெளிவு ஏற்பட்டது.

PHYSIOLOGY என்ற சொல் PHYSIS + LOGOS என்ற கிரேக்கச் சொற்களின் இணைப்பாகும். PHYSIS என்பது தன்மையைக் குறிக்கிறது. LOGOS என்பது சொல்லையும், விளக்கத்தையும் குறிக்கும்.

உடலின் அமைப்பையும், உடலின் இயக்கத்தையும் விவரிப்பது தான் உடலியல்.

உடலியல் வகைகள்

உடலியல் கற்பித்தல் மூன்று விதங்களில் பயன்பாட்டில் இருந்தது.

1. பகுதி உடலியல்

உடலிலுள்ள ஒவ்வொரு பகுதியையும் தனித்தனியாக அறிந்து கொள்வதை - பகுதி உடலியல் என அழைக்கிறார்கள். உதாரணத்திற்கு முகம், வயிறு, நெஞ்சுப்பகுதி... என்று பகுதி பகுதியாக உடலைப் பிரித்து, அதன் அமைப்பையும், இயக்கத்தையும் புரிந்துகொள்ள முயற்சிப்பதுதான் - பகுதி உடலியல். இந்த பகுதி உடலியலில் உள்ள சிக்கல் என்னவென்றால் - வாயைப் பற்றி முகத்திலும், இரைப்பையைப் பற்றி வயிற்றிலும், மலக்குடலைப் பற்றி அடி வயிற்றிலும் படிக்க வேண்டும். ஒரே செரிமான இயக்கத்தை அறிந்து கொள்ள பல பகுதிகளை அறிய வேண்டியிருந்தது. இப்பகுப்பு முறை முழுமைத் தன்மையோடு இல்லை என்பதால் கைவிடப்பட்டது.

2. இயக்க உடலியல்

ஒவ்வொரு உறுப்பின் இயக்கத்தைப் பொறுத்து தனித்தனியாக அறிந்து கொள்ளும் முறை 'இயக்க உடலியல்' என அழைக்கப்படுகிறது. தனித்தனி உறுப்புகளாக பகுத்து, அதன் இயல்பை படிக்கும் போது ஒரு உறுப்பும், இன்னொரு உறுப்பும் தொடர்போடு இயங்குவதால் முழுமையான இயக்கத்தைப் புரிந்துகொள்ள இப்பகுப்பு முறை பயன்பட வில்லை. இம்முறையும் தற்காலத்தில் வழக்கத்தில் இல்லை.

3. மண்டல உடலியல்

முழு உடலின் இயக்கத்தையும் கருத்தில்கொண்டு உடலை மண்டலங்களாகப் பிரித்து அறியும்முறை மண்டல உடலியல் எனப்படும். உதாராணமாக உடலில் அமைந்துள்ள எல்லா எலும்புகளைப் பற்றி அறியும் மண்டலம் - எலும்பு மண்டலம் ஆகும். பகுதி அமைப்பியல், இயக்க அமைப்பியல் ஆகியவற்றைவிட புரிந்து கொள்வதில் எளிமையாக மண்டல அமைப்பியல் அமைந்திருக்கிறது.

தற்காலத்தில் நடைமுறையில் இருக்கும் உடலியல் பயிற்று முறைதான் - மண்டல உடலியல். இது நவீன பகுப்பு அடிப்படையில் உருவாக்கப்பட்டுள்ளது. நாமும் மண்டல வாரியான அமைப்பையும், இயக்கத்தையும்தான் பார்க்கப் போகிறோம்.

தனித்தனி மண்டலங்களாக உடல் இயக்கத்தைக் கற்றாலும், ஒருங்கிணைந்த தன்மையோடுதான் உடல் இயங்குகிறது என்பதை புரிந்து கொள்வதற்காக, மரபு வழி அறிவியலின் பார்வையில் இந்த உடலை, உடலின் அடிப்படையை புரிந்துகொள்ள முயல்வோம்.

உடல் அமைப்பும், இயக்கமும்

உயிருள்ள உடலின் அமைப்பும், இயக்கமும் உயிரற்ற சடலத்தோடு ஒத்துப்போகாது. இந்த உயிரோட்டம் பற்றிய தெளிவு இல்லாத காலத்தில் நவீன உடல் அமைப்பியல் ஆய்வுகள் துவங்கின.

‘நவீன மருத்துவத்தின் தந்தை’ டாக்டர். ஹிப்போகிரேட்ஸ் கி.மு. 600 களில் ஒரு சடலத்தை அறுத்துப் பார்த்து மூளை பற்றிய குறிப்பெழுதினார்.

“மூளை - என்பது சளியாகும்” - என்று! மூளை - நரம்புகளின் தொகுப்பு என்பது, நீண்ட காலத்திற்குப் பின்னர் கண்டுபிடிக்கப்பட்டது. உயிருள்ள மனித உடலில் அமைந்திருக்கும் மூளையின் அமைப்பிற்கும், இறந்து பல நாட்கள் ஆன, உருக்குலைந்து போன சடலத்தின் மூளை அமைப்பிற்கும் உள்ள வேறுபாடு ஆரம்ப காலத்தில் கவனத்தில் கொள்ளப்படவில்லை. நரம்புத் தொடர்பு மையமான மூளை - சளியைப் போல மாறியிருந்ததற்கான காரணம் உயிர் இல்லாததால்தான் என்பதை உணர பல நூற்றாண்டுகள் ஆனது.

அதேபோல, இரத்தத்தில் உள்ள ‘வெள்ளை அணுக்கள் உயிரற்றவை’ என்ற கருத்து 1800 களில் நம்பப்பட்டது. கிருமியைக் கண்டுபிடித்த லூயிஸ் பாஸ்டர் போன்றவர்களும், வெள்ளை அணுக்கள் உயிரற்றவைதான்

என்பதையே வலியுறுத்தினர். பின்பு, நீண்ட காலத்திற்குப்பிறகுதான் வெள்ளை அணுக்கள் என்பவை உயிருள்ளவை என்பதையும், அவை ரத்தத்தின் மிக முக்கியமான உயிர்கள் என்பவையும் கண்டுபிடிக்கப்பட்டன.

இறந்த சடலங்களை அறுத்துப் பார்த்ததில் இரத்த ஓட்டம், உறுப்புகளின் இயக்கம் போன்றவற்றில் முன்னுக்குப் பின் முரணானவைகளையே ஆரம்ப காலத்தில் கண்டுபிடிக்க முடிந்தது.

உடலை அறுத்துப் பார்க்கும் காலத்திற்கு முன்பே - மரபுவழி மருத்துவங்களில் உடல் இயக்கம் பற்றிய தெளிவான கருத்துகள் இருந்தன. உதாரணமாக, சித்த மருத்துவத்தில் - அணுவைப் பற்றிய கருத்துகள்.

உடலின் அடிப்படை அலகு - செல். இதனை சித்த மருத்துவம் 'அணு' என்ற சொல்லால் அழைக்கிறது. உடலை மிகமிகச்சிறிய துகள்களாகச் சிதைத்தால் கிடைக்கும் நுண்துகளை 'அணு' என்று கூறுகிறது.

இந்த அணுவில் 96 விதமான தொகுப்பு இயக்கங்களும், 40 கோடிக்கும் மேற்பட்ட நுண் இயக்கங்களும் இருப்பதாகக் கூறுகிறது - சித்த மருத்துவம். நுண்ணோக்கி, மின் நுண்ணோக்கி என்று உச்சகட்ட தொழில்நுட்ப காலமான இன்று கூட - இந்த அணுவைப் பற்றி இவ்வளவு தெளிவான முடிவுகளை நாம் அடையவில்லை. அணுவின் இயக்கங்களை ஒவ்வொன்றாக கண்டுபிடித்து வருகிறது அறிவியல். ஆனால், செல்லின் முழுமையை தத்துவ ரீதியாக விளங்கியிருந்தார்கள் நம் முன்னோர்கள்.

இதைப் போன்றே, சீனாவில் தோன்றிய அக்குபங்சரில் உடல் உள்ளுறுப்புகள் ஒவ்வொன்றின் இயக்கமும், சக்தி ஓட்டமும் தெளிவாக வரையறுக்கப்பட்டுள்ளன. அறியவும், உணரவும் மட்டுமே முடிந்த - மறைவான உடலின் இயக்கங்களை அக்குபங்சர் விவரிக்கிறது.

உடலின் வெளிப்படையான இயக்கங்கள் நவீன அறிவியலால் விளக்கப்படுகின்றன. உடல் - உயிர் இவற்றின் ஒருங்கிணைந்த இயக்கத்தின் மூலமாக ஏற்படும் மாற்றங்களை மரபுவழி அறிவியல் விவரிக்கிறது. இதனை ஒருங்கிணைந்து புரிந்து கொள்வதன் மூலம்தான் உடலியலில் முழுமையான புரிதலைப் பெறமுடியும்.

உடலின் மாற்றங்கள்

மரபுவழி அறிவியலின் அடிப்படையில் உடலின் இயக்கத்தை

ஆற்றல் மாற்றம், வேதி மாற்றம், உருவ மாற்றம் என மூன்றாகப் பிரிக்கலாம்.

உருவ மாற்றம் என்பது உடல் உறுப்புகளின் வெளிப்படையான மாற்றம். உடல் உறுப்புகளில் ஏற்படும் - வெளிப்படும் மாறுதல்கள். இந்த உருவ ரீதியான மாற்றங்களுக்கு உடலின் வேதிமாற்றங்கள்தான் காரணமாக அமைகின்றன.

வேதிமாற்றம் - உருவமாற்றம் என்ற இவ்விரு மாற்றங்களை மட்டுமே எல்லாவிதமான மருத்துவங்களும் அறிந்து வைத்துள்ளன.

வேதிமாற்றத்திற்கு அடிப்படைக் காரணமாக அமைவது - ஆற்றல் மாற்றமாகும்.

உதாரணமாக, சர்க்கரை நோயால் உடலில் ஏற்படும் மாற்றங்கள் - உருவ மாற்றங்களாகும். இதற்கு என்ன காரணம்? இரத்தத்தின் இரசாயனங்களையும், உடலின் வேதி மாற்றங்களையும் சோதித்து 'இன்சுலின்' என்ற வேதிப் பொருள் குறைபாடு என்பது கண்டுபிடிக்கப்படுகிறது. ஆனால், இந்த வேதிப் பொருள் மாற்றம் ஏன் ஏற்பட்டது? என்பதை எந்த ஒரு கருவியினாலும் இன்றுவரை கண்டுபிடிக்க முடியவில்லை. உடலில் ஏற்படும் மறைவான ஆற்றல் மாற்றங்கள் - வேதி மாற்றங்களை ஏற்படுத்துகின்றன. இவ்வேதி மாற்றங்கள் உருவ மாற்றங்களை ஏற்படுத்துகின்றன.

உடலின் ஒட்டு மொத்த மாற்றங்களுக்கான அடிப்படை மாற்றம் - ஆற்றல் மாற்றம்தான்.

ஆற்றல் மாற்றம் பற்றிய முழுமையான புரிதலில் அக்குபங்சர் பிற மருத்துவ முறைகளில் இருந்து தனித்தன்மையோடு விளங்குகிறது.

உயிராற்றல் கோட்பாடு

உடல் இயங்குவதற்குத் தேவையான சக்தியை உயிர்ச்சக்தி என்று அழைக்கிறோம். இந்த உயிர்ச் சக்தியையும் உடல் மூலமாக, தானே பெற்றுக் கொள்கிறது உயிர்.

பரு உடலின் உறுப்புகள் மூலமாக நாம் உணரும் விஷயங்கள் (மணம், சுவை, காட்சி...) அனைத்தும் உயிரால் உணரப்படுபவையே. அவை உடலின் மூலமாக நடைபெறுகின்றன என்பதற்காக அவற்றை நாம் உடலின் இயல்பாகப் புரிந்துகொள்வது தவறானது.

உதாரணமாக, ஒருவருக்கு ஒரு சப்தம் கேட்கிறது. கேட்பது என்பது காதுகளின் தன்மை என்று மேலோட்டமாக முடிவு செய்வது மூட நம்பிக்கையாகும்.

நாம் அமைதியாக இருக்கும் போது, ஒரு குருவியின் சப்தமும், காற்றில் மரங்களின் உரசலும் கேட்கிறது. இப்போது நாம் இன்னொரு நபருடன் உடையாடலில் இருக்கிறோம். அவருடைய பேச்சு மட்டும் தான் நம் காதுகளில் விழுகிறது. ஆனால், இப்போதும் அதே குருவியின் சப்தமும், காற்றின் உரசலும் இருக்கவே செய்கின்றன. ஆயினும் நம் காதுகளில் விழவில்லை. காதுகளின் தன்மை கேட்பது என்றால், உலகின் அனைத்து விதமான சப்தங்களும் நமக்கு கேட்டிருக்க வேண்டுமே?

காதுகள் மூலமாக - சப்தங்களை உயிர் உணர்கிறது. நம் தேவை எதுவோ அதை நோக்கி உயிர் திரும்புகிறது. உலகின் எல்லா சப்தங்களும் காதுகளில் கேட்டுக் கொண்டுதான் இருக்கிறது. எது தேவையோ அது உயிரால் உணரப்படுகிறது.

கேட்பது காதுகளின் வேலை. - தேவையின்படியான உயிரின் பணி.

ஒரு டேப் ரிக்கார்டரை நீங்கள் பேசிக் கொண்டிருக்கும் இடத்தில் வைத்துப் பதிவு செய்யுங்கள். பின்பு, அதைத் திரும்பக் கேளுங்கள். எல்லாவிதமான சப்தங்களையும் விருப்பு வெறுப்பின்றிப் பதிவு செய்து கலவையாக இருக்கும். இக்கருவியும் - நம் காதுகளும் ஒன்றா?

கேட்பதற்கும் - உணர்தலுக்குமான வேறுபாடு இது!

இதைப் போன்றே ஒவ்வொரு செயலையும் சிந்தியுங்கள். உயிரின் மூலமாக உடல் உணர்வதை தெளிவு செய்யுங்கள்.

கண்களின் மூலம் - உயிர் பார்க்கிறது

காதுகளின் மூலம் - உயிர் கேட்கிறது

நாக்கின் மூலம் - உயிர் சுவை உணர்கிறது.

... இப்படி உயிரின் இயக்கமே உடலின் இயக்கமாக மாறி நிற்கிறது.

உயிர்ச் சக்தி

உயிர் - புற உணர்ச்சிகளை உடலிற்கு உணர்த்துவதற்காகவும், அவ்வுடலைப் பராமரிப்பதற்காகவும் தேவைப்படுகிற சக்தி தான் - உயிர்ச் சக்தியாகும்.

இவ்வுயிர்ச் சக்தியை இரண்டாக அக்குபங்சர் உணர்த்துகிறது.

1. அக உயிர்ச்சக்தி

2. புற உயிர்ச்சக்தி

அக உயிர்ச்சக்தி - உலகிலுள்ள ஒவ்வொரு உயிரினத்திற்கும் இயற்கையாக அமைந்துள்ள உயிரின் சுயசக்தியாகும். இதை அதிகப்படுத்தவோ, உருவாக்கவோ முடியாது. இதன் இருப்புதான் உடலின் இருப்பையும் தீர்மானிக்கும். நாம் உயிர் என்று அழைப்பது இந்த அக உயிர் சக்தியைத்தான்.

புற உயிர்ச்சக்தி என்பது உடலால் பஞ்சபூத மூலகங்களின் துணையோடு உலகிலிருந்து பெறப்படுகின்ற சக்தியாகும். நம்முடைய அன்றாட இயக்கத்திற்கும், செரிமானம், பராமரிப்பு போன்ற இயக்கங்களுக்கும் தேவையான சக்தியை உடல் - தன் உறுப்புகளின் வழியாகப் பெறுகிறது. உணவு, நீர், காற்று, பிரபஞ்ச சக்தி போன்ற இயற்கையானவற்றிலிருந்து உடல் புற உயிர்ச்சக்தியைப் பெற்றுக் கொள்கிறது.

புற உயிர்ச் சக்தியின் ஆற்றல் பகிர்மானம்

நம்முடைய உடல் புறப் பொருட்களின் வழியாக சக்தியைப் பெறுவதால் இது புற உயிர்ச் சக்தி என்று அழைக்கப்படுகிறது. உணவு, காற்று, நீர், பிரபஞ்ச சக்தி போன்றவற்றில் இருந்து சக்தியைப் பெறும் உடல் கீழ்க்கண்ட அடிப்படையில் ஆற்றலைப் பகிர்ந்து இயங்குகிறது.

1. இயக்க சக்தி
2. செரிமான சக்தி
3. பராமரிப்பு சக்தி

இயக்க சக்தி

உடல் புறப் பொருட்களில் இருந்து பெற்றுக்கொண்ட ஆற்றலின் ஒரு பகுதியை இயக்கத்திற்காகப் பயன்படுத்திக் கொள்கிறது. இயக்கம் என்பது இரு வகைப்படும். ஒன்று - அனிச்சை இயக்கம். நம்முடைய கட்டுப்பாட்டில் இல்லாமல் இயற்கையோடு இயைந்து, தொடர்ந்து இயங்கிக் கொண்டிருக்கும் இயல்பான இயக்கம். இன்னொன்று - இச்சை இயக்கம். நம்முடைய தேவைகளுக்கு நாமே செய்கின்ற

இயக்கம். நுரையீரலின் சுவாசம், இதயத்தின் இடைவிடாத இயக்கம் போன்றவற்றை அனிச்சை இயக்கத்திற்கும், பார்த்தல், நடத்தல், பேசுதல் போன்ற இயக்கங்களை இச்சை இயக்கத்திற்கும் உதாரணங்களாகச் சொல்லலாம்.

செரிமான சக்தி

உடலின் பெறப்பட்ட சக்தியின் இரண்டாவது பயன்பாடு - செரிமானம் ஆகும். சுவாசிக்கின்ற காற்றில் இருந்தும், அருந்துகின்ற நீரில் இருந்தும், உண்ணுகின்ற உணவில் இருந்தும் செரிமான சக்தியின் உதவியோடு தான் உடலிற்கான சக்தி மறுபடியும் பெறப்படுகிறது. உடல் வெளியிலிருந்து பெறுகின்ற பொருட்களில் இருந்து பெறும் சக்தியில் ஒரு பகுதியை, செரிமானத்திற்கு ஒதுக்குகிறது. ஏனெனில் சக்தியை மறுபடி, மறுபடி பெறுவதற்கான அவசியமான ஒரு இயக்கமாக செரிமானம் திகழ்கிறது.

பராமரிப்பு சக்தி

புறப்பொருட்களில் இருந்து சக்தியைப் பெறும் உடல் அதனை மூன்று விதங்களில் செலவளிக்கிறது. உடல் பெற்ற சக்தியின் மூன்றாவது பகிர்மானம் - பராமரிப்பு ஆகும். இயக்க செரிமான சக்திகளுக்கும் - பராமரிப்பு சக்திக்கும் ஒப்பீட்டு அளவில் மிகப்பெரிய வேறுபாடு உள்ளது. இயக்க சக்தி உடல் இயக்கத்திற்கு முக்கியமானதுதான். அதன் பங்கு உடலில் இல்லையென்றால் அடிப்படை உறுப்புகள் இயங்காது. அதேபோல சக்தியை மறுபடியும் பெறுவதற்கு செரிமான சக்தி அடிப்படையானது. இந்த இரண்டு சக்திகளுக்கும் தனித்தனியான வேலைகளும், முக்கியத்துவமும் உள்ளன. ஆனால், இயக்க சக்தி வேலை செய்யும் போது ஏற்படும் உள்ளுறுப்புகளின் சோர்வை, பலவீனத்தை நீக்குவது பராமரிப்பு சக்தியின் வேலை. அதேபோல, செரிமான சக்தியின் வேலையின் எஞ்சும் கழிவுகளை நீக்குவதும் பராமரிப்பு சக்தியின் வேலைதான். ஆக, பராமரிப்பு சக்தி என்பது இயக்க, செரிமான சக்திகளைப் பராமரித்து, முறைப்படுத்தும் பணியைச் செய்கிறது. இதைத்தான் நவீன மருத்துவம் நோய் எதிர்ப்பு சக்தி என்ற பெயரால் அழைக்கிறது.

அக, புற உயிர்ச் சக்திகள்

உடலின் முதல் அணு பிறக்கும் போதே அதற்குள் அக உயிர்ச்சக்தி அமைந்துள்ளது. தாயின் கருவறைக்குள் முதல் முதலில் உருவாகின்ற ரத்தக்கட்டியிலிருந்து அக உயிர்ச்சக்தியின் பணி துவங்குகிறது. அக

உயிர் - தான் வாழ்வதற்கான உடலைத் தானே உருவாக்கிறது. உடலின் உள்ளுறுப்புகளை ஒவ்வொன்றாக உருவாக்குகிறது அக உயிர்ச்சக்தி. தான் உருவாக்கிய உள்ளுறுப்புகளை, உடலைப் பராமரிக்க தன்னில் ஒரு பகுதியை பராமரிப்புச் சக்தியாக உருமாற்றுகிறது. கருவறையில் இருக்கும் சிசு அக உயிர்ச்சக்தியையும், புற உயிர்ச்சக்தியின் ஒரு பகுதியான பராமரிப்பு சக்தியையும் கொண்டுள்ளது. அதனால் தான் சிசுவிற்கு வளர்ச்சியும், பராமரிப்பும் நிகழ்கிறது. இயக்க சக்தியும், செரிமான சக்தியும் சிசுவிற்கு இல்லாததால் கழிவுகளின் தனி வெளியேற்றமும், சுவாசமும், செரிமானமும் ஏற்படுவதில்லை.

அக உயிர்ச் சக்தியின் முழு இயக்கமும் வெளிச்சமில்லாத கருவறையில், மறைவான உருவாக்கமாக உள்ளது. சிசு முழு வளர்ச்சி பெற்று, அக உயிர்ச்சக்தியின் படைப்பு வேலை நிறைவு பெற்றதும் பிரசவம் நிகழ்கிறது. கருவறைக்குள்ளிருந்த சிசு வெளி உலகைத் தொடும் வினாடியில் புற உயிர்ச் சக்தியின் மூன்று தன்மைகளும் செயலுக்கு வருகிறது. அக உயிர்ச் சக்தியிலிருந்து பிறந்த பராமரிப்பு சக்தி - தன்னிலிருந்து புற உயிர்ச் சக்தியின் எஞ்சிய பகுதிகளான செரிமானத்தையும், இயக்கத்தையும் உருவாக்குகிறது.

புற இயக்கம்

புற உயிர்ச்சக்தி முழுமைபெற்ற சிசு - குழந்தையாக மாறுகிறது. சுவாசத்தைத் துவங்கி வைக்கும் அழுகையும், செரிமானத்தைத் துவங்கி வைக்கும் பசியும், கழிவு வெளியேற்றமும் குழந்தைக்கு ஏற்படுகிறது. புற உயிர்ச்சக்தி எப்போது முழுமைபெற்று இயங்கத் துவங்குகிறதோ அந்த நிமிடத்தில் இருந்து அக உயிர்ச்சக்தி கருநிலைக்குச் செல்கிறது. மறைவான, படைக்கும் இயக்கத்தை உறைநிலைக்கு மாற்றி உடல் முழுவதும் வியாபித்து நிறைகிறது அக உயிர். மூன்று தன்மைகளுடன் முழுமையாக இயங்கத் துவங்கும் புற உயிர்ச்சக்தி நம்முடைய அன்றாட வாழ்க்கை நடைமுறைக்கு வருகிறது. செரிமான, இயக்க சக்திகளை நாம் ஒழுங்குமுறையோடு வைத்துக்கொள்ளாமல் இயற்கை விதிகளை மீறும்போது அவைகள் பாதிக்கப்படுகின்றன. இவ்விரு சக்திகளையும் பராமரிப்பு இயல்புக்கு மீட்க முயல்கிறது.

கழிவுத் தேக்கமும், பராமரிப்பும்

நம் உடலில் ஏற்படுகிற கழிவுத் தேக்கத்தை பராமரிப்பு சக்தி நீக்குகிறது. பராமரிப்பு சக்திக்கு உட்பட்ட கழிவு வெளியேற்றத்தை எவ்வித தொந்தரவும் உடலிற்குத் தராமல் வெளியேற்றுகிறது. பராமரிப்பு சக்தியால் வெளியேற்ற முடியாத அளவிற்கு கழிவுகள்

தேங்கும்போது முதலில் செரிமான சக்தியையும், பின்பு இயக்க சக்தியையும் நோயெதிர்ப்புப் பணியில் பயன்படுத்திக் கொள்கிறது பராமரிப்பு சக்தி. இப்படியான ஆற்றல் பகிர்மானம் மூலம் உடலின் ஆரோக்கியத்தை புற உயிர்ச்சக்தி நிலைப்படுத்துகிறது.

ஒவ்வொரு செல்லிற்கும், ஒவ்வொரு பொருளிற்கும் ஓர் ஆயுட்காலம் உண்டு. அப்படி, நம் உடலின் ஆயட்காலம் நிறைவடையும் வரை புற உயிர்ச்சக்தி உடலைப் பராமரிக்கும் அளவிற்கு இயற்கையாக அமைந்துள்ளது. நம்முடைய இயற்கை விதிகளை மீறிய வாழ்க்கை முறைகளால் நம் உடலை நாம் சீர்கெடுக்கிறோம். புற உயிர்ச்சக்தி தன்னால் இயன்ற வரை செயல்பட்டு ஆரோக்கியத்தை நிலைப்படுத்துகிறது.

தொடரும் விதி மீறலும், கழிவுத் தேக்கமும் இருந்தால் - பராமரிப்பு சக்தி தன் வீரியத்தை இழக்கும் நிலை ஏற்பட்டால் அக உயிர்ச்சக்தி எனும் உயிர் உடலை விட்டுப் பிரிகிறது.

“உடம்பார் அழியின் உயிரார் அழிவர்” - திருமூலர்

இயற்கை மரணமும், அகால மரணமும்

ஆரோக்கியமற்ற உடலில் இருக்க விரும்பாத உயிர் பிரிவைத் தான் நாம் ‘அகால மரணம்’ என்று கூறுகிறோம். உடலில் இயல்பான ஆயுள்வரை அதனை வாழ விடாமல் நம்முடைய தவறான குறுக்கீடுகளால் புற உயிர்ச்சக்தி தீர்ந்து போய் - அக உயிரை வெளியேற்றுகிறது.

இவ்வாறு இல்லாமல் உடலின் பராமரிப்பு சக்தி எஞ்சியிருக்கும் போதே, புற உயிர்ச் சக்தி செயல்படும் நிலையிலேயே அக உயிர்ச்சக்தி பிரியுமானால் அதைத்தான் இயற்கை மரணம் என்று கூறுகிறோம்.

இயற்கை விதி மீறாத நல்வாழ்வு கழிவுத் தேக்கத்தையும் உடல் உறுப்பு பாதிப்பையும் ஏற்படுத்தாது.

இவ்வாறு - உயிர் உடலின் வழியாக மூலகங்களின் துணையோடு தனக்குத் தேவையானவற்றைப் பெற்று, தேவையானவற்றை உருவாக்கிக் கொள்கிறது.

ஏழு தாதுக்கள் கோட்பாடு

உயிரின் இயக்கமே - உடலின் இயக்கம் என்ற அடிப்படையில் அக்குபங்சர் உயிரின் இயக்கத்தை முழுமையாகக் கூறுகிறது. உடலின் தேவைகள் பற்றிய தேவைகள் பற்றிய உருவ அடிப்படையிலான

மாற்றங்களை தமிழகத்தின் தொன்மையான சித்த மருத்துவம் மூலம் உணரலாம்.

உயிர் - பஞ்சபூதங்களாகப் பிறக்கிறது. இவற்றின் கலப்பால் - உருவம் (உறுப்புகள்) பிறக்கின்றன. இக்கலப்பை 'பஞ்சீகரணம்' என்று பாரம்பரிய மருத்துவமான சித்த மருத்துவம் கூறுகிறது.

நாம் உடல் மூலமாய்ப்பெறும் புற உயிர்ச் சக்தியை உருவ அடிப்படையில் ஏழு தாதுக்களாகப் பிரிக்கலாம்.

சித்த மருத்துவம் கூறும் ஏழு தாதுக்கள்:

1. இரசம்
2. செந்நீர்
3. ஊண்
4. கொழுப்பு
5. என்பு
6. மூளை
7. சுக்கிலம்

உடல் - உலகிலிருந்து பெறும் உருவ அடிப்படையிலான நீர், உணவு போன்றவற்றிருக்கும், மறைவான - காற்று, பிரபஞ்ச சக்தி போன்றவற்றிலிருந்தும், ஒவ்வொரு தாதுக்களும் தோன்றுகின்றன. புற உயிர்ச்சக்தியின் முதல் தாது - இரசமாகும்.

இரசம்

இரசம் - என்பது சாரம். இதனைச் 'சத்து' என்றும் கூறலாம். ஒவ்வொரு பொருளிற்கும் ஒரு அடிப்படைச் சாரம் இருக்குமல்லவா? ஒவ்வொரு புறப்பொருளில் இருக்கும் சக்தியை அதன் சாரம் என்று அழைக்கிறோம்.

நாம் உண்ணும் உணவிலிருந்து உடல் சக்தி பெறுகிறது. இது உணவின் சாரமாகும். இப்படி, உடல் பெறும் அனைத்தும் முதலில் சாரமாக மாற்றப்படுகிறது.

செந்நீர்

சாரத்திலிருந்து - செந்நீர் (இரத்தம்) உருவாகிறது. நமக்கு புற உயிர்ச்சக்தியாகக் கிடைக்கும் பொருட்களிலிருந்து முதலில் சாரம் பிரித்தெடுக்கப்படுகிறது. பின்பு, சாரமானது இரத்தமாக உருமாற்றம் பெறுகிறது.

ஊண்

இரத்தத்தின் சாரத்திலிருந்து ஊண் எனும் தசை உருவாகிறது. இவற்றிலும் இதயத்தசை, தானியங்கித் தசைகள், இயக்கத் தசைகள் என தேவைக்கேற்ப உருவாக்கம் கொள்கின்றன.

கொழுப்பு

தசையின் சாரம் கொழுப்பை உருவாக்குகிறது. கொழுப்பானது உடலின் உள்ளுறுப்புகள், தசைகள் என அனைத்துப் பகுதிகளிலும் சேமிக்கப்படுகிறது.

என்பு

கொழுப்பின் சாரம் என்புத்தாது எனும் எலும்புகளையும், எலும்பு மஜ்ஜைகளையும் உருவாக்குகிறது.

மூளை

எலும்புகளின் சாரம் - மூளைத் தாதுவை உருவாக்குகிறது. மூளை - என்பது உறுப்பல்ல. உடலின் நரம்புகளை, அதன் தொகுப்பை மூளை என்று அழைக்கிறார்கள்.

சுக்கிலம்

நரம்பின் சாரம் - விந்துத் தாதுவாக மாறுகிறாது. ஆண் - பெண் இனப்பெருக்க உறுப்புகளின் சுரப்புக்களே விந்துத்தாது என்று அழைக்கப்படுகிறது. இந்த ஏழாம் தாது ஒரு சுற்றின் முழுமையடைந்த நிலை ஆகும். இத்தாது இன்னொரு உயிரை உருவாக்கும் சாரத்தை தன்னுள்ளே கொண்டிருக்கும்.

இவை ஏழு தாதுக்களின் வளர்ச்சிச் சுற்றாகும்.

தாதுக்களின் சுழற்சி

நமக்குக் கிடைக்கும் ஆற்றலானது முதல் தாதுவான சாரமாக மாற்றப்பட்டு, பின்பு ஒவ்வொரு தாதுவின் தேவையைப் பொறுத்து படிப்படியாக மாற்றம் பெறுகிறது.

மூன்றாம் தாதுவான தசைகளில் பலவீனம் ஏற்பட்டால் - அது இரத்தத்திலிருந்து பெற்றுக்கொள்கிறது. இரத்தத்தில் தேவை ஏற்பட்டால் உடலின் தேவையாக மாறுகிறது.

ஒன்றின் தேவை - மற்றொன்றின் வழியாக நிறைவேறுகிறது. ஒன்றின் குறைபாடு - மற்றொன்றையும் குறைப்படுத்துகிறது.

உருவ அடிப்படையிலான ஒழுங்கை உடலின் ஒவ்வொரு அணுவின் மூலமும் உணரமுடியும். இவ்விதமாக, புறஉயிர்ச் சக்தியை தாது உருவாக்கத்திற்காக உடல் பயன்படுத்திக் கொள்கிறது.

இதுவரை நாம் பார்த்த விஷயங்கள் உடல் இயங்கும் விதம் பற்றிய மரபுவழி அறிவியலின் புரிதல். இதன் அடிப்படையை உணர்ந்து, ஒவ்வொரு மண்டலத்தின் இயக்கங்களை அறிந்துகொள்ளலாம்.

2

உயிரணு

அறிமுகம்

உடலியலை பல மண்டலங்களாகப் பிரித்துப் புரிந்து கொள்ளலாம். அடிப்படையாக உடலியலை அறிந்து கொள்வதற்கு உயிரணு பற்றி அறிந்துகொள்வது அவசியம் என்பதால், அதனை விரிவாகப் பார்க்க உள்ளோம்.

உயிரணு

உயிரணுவின் இயக்கத்தைப் புரிந்து கொள்வதே உடலியலின் துவக்கமாகவும் அமையும்.

உயிரணு - என்பது உடலின் கடைசித்துகள். உயிருள்ள கடைசிப் பொருள்.

நம் உடலின் எந்தப் பகுதியை துண்டு, துண்டாகப் பகுத்தாலும் இறுதியாகக் கிடைக்கும் பிரிக்கவே முடியாததாக எஞ்சும் பகுதிதான் - உயிரணு.

இந்த உயிரணுக்கள் கூட்டாக இருப்பதை - திசு என்று அழைக்கிறார்கள். உயிரணுவை கண்களால் பார்க்க முடியாது. நுண்ணோக்கியால் தான் பார்க்க வேண்டும். ஒன்றுக்கு மேற்பட்ட உயிரணுக்கள் இணைந்து திசு என்ற பெயரைப் பெறுகிறது. இந்த உயிரணுக்களின் கூட்டு அதிகமாகிற போது - கண்களால் பார்க்க முடிகிற அளவாக மாறுகிறது. செல்கள் இணைந்தால் - திசு. திசுக்கள் இணைந்தால் பகுதி அல்லது உறுப்பு.

உடலிலுள்ள பகுதிகளின் பெயரால் இத்திசுக்களும், செல்களும் அழைக்கப்படுகின்றன. இவ்வுயிரணுக்கள் ஆங்கிலத்தில் செல் என்ற சொல்லால் குறிக்கப்படுகிறது.

உதாரணமாக - தோலில் உள்ள திசுக்கள் - தோல் திசுக்கள்.

செல்கள் - தோல் செல்கள்

அதே போல, முடியில் உள்ள திசுக்கள் - ரோமத் திசுக்கள்.

செல்கள் - ரோம செல்கள்

இதயத்தில் உள்ள திசுக்கள் - இதயத் திசுக்கள்

செல்கள் - இதய செல்கள்

சிறுநீரகத்தில் - சிறுநீரகத் திசுக்கள் - சிறுநீரக செல்கள்.

எல்லா உறுப்புகளின் பெயர்களாலும் அந்தந்த பகுதிகளில் அமைந்துள்ள திசுக்களும் - செல்களும் பெயரிடப்படுகின்றன. அமைந்திருக்கும் பகுதிக்கேற்ப செல்களின் பணிகளும் மாறுகின்றன.

உட்கிரகித்தல், வெளியேற்றுதல்

அனைத்து செல்களுக்கும் வெவ்வேறு விதமான பணிகள் இருந்தாலும் - எல்லா வகையான செல்களும் ஒரே அடிப்படையில் தான் இயங்குகின்றன. அந்த அடிப்படைப் பணியை நாம் புரிந்து கொள்வது ஒட்டுமொத்த உடலையே புரிந்துகொள்ளத் துணை நிற்கும்.

ஒவ்வொரு செல்லும் - தனக்குத் தேவையான உணவை உட்கிரகிப்பதும், அதிலிருந்து உருவான கழிவுகளை வெளித்தள்ளுவதுமான இரண்டு தன்மைகளோடு கூடிய ஒரு வேலையைச் செய்து வருகிறது.

செல்லின் உட்புறம் கழிவுகள் ஒன்று திரட்டப்பட்டு செல்சுவர் அருகே நிறுத்தப்பட்டிருக்கும். செல்லிற்குத் தேவையான உணவு செல்லிற்கு வெளியே இருக்கும். சவ்வூடு பரவல் இயக்கம் மூலம், செல்லின் உட்புறம் இருக்கும் கழிவுகள் வெளியேற்றப்பட்டு, வெளியே இருக்கும் உணவு உட்கிரகிக்கப்படுகிறது. செல்லின் சுவராக அமைந்துள்ள சவ்வை ஊடுருவி உணவு உள்ளேயும், கழிவு வெளியேயும் பரவுவதால் 'சவ்வூடு பரவல்' என்று அழைக்கப்படுகிறது.

இது செல்லின் அடிப்படையான இயக்கமாகும் இதனையே ஒவ்வொரு உறுப்பும், ஒவ்வொரு உடலும் செய்கிறது. தனக்குத் தேவையானதை உட்கொண்டு, தேவையற்றதை வெளித் தள்ளுகிறது.

இதில் - கழிவு வெளியேற்றத்தை இன்னும் நுட்பமாக அறிந்து கொள்வோம்.

அணுக்களும், உயிரணுக்களும்

உயிருள்ள தாவர, விலங்குகளின் அணுக்களை ஆங்கிலத்தில் செல்கள் என்றும், தமிழில் உயிரணு என்றும் அழைக்கிறோம்.

செல்லின் உட்பகுதி முழுவதும் திரவத்தால் நிரப்பப்பட்டிருக்கும் அதன் பெயர் செல்திரவம். ஒரு முட்டையை எடுத்துக் கொண்டால் அதன் உள்ளே வெள்ளைக் கருவால் நிரப்பப்பட்டிருக்கிறது அல்லவா, அது போலவே உட்புறம் உள்ள திரவம் செல்திரவம். இதன் மேல்தான் செல்லின் பிற உள்ளுறுப்புக்கள் மிதந்து கொண்டிருக்கின்றன. இந்த செல்லுடைய சக்தித் தேவைதான் நம்முடைய பசி. நம் உடலின் செல்களுக்கு சக்தி தேவைப்படும் போது, சமிக்ஞை மூலமாக மூளைக்கு அறிவிக்கிறது. அங்கிருந்து இரைப்பை, மண்ணீரல் தூண்டப்பட்டு நமக்கு பசி ஏற்படுகிறது.

உயிரணுவும், கழிவு நீக்கமும்

செல்களில் உருவாகும் கழிவுகளை மூன்றாகப் பிரிக்கலாம்.

நம் உடலில் கழிவுகள் உருவாதல் என்பது உணவைச் செரிக்கும் போது உடலுக்குத் தேவையற்ற பொருட்கள் பிரித்தெடுக்கப்படுவதுதான். சாதாரண நிலையில் உடலில் கழிவுகள் இருந்து கொண்டேதான் இருக்கும். இக்கழிவுகளை உடலே வெளியேற்றிக் கொள்கிறது. தினமும் வியர்வை மூலமும், சிறுநீர் மூலமும், மலம் மூலமும் இன்னும் பிற வழிகளிலும் இப்படியான சாதாரணக் கழிவுகள் வெளியேறுகின்றன. இப்படித் தொந்தரவுகள் எதுவும் தராமல் வெளியேறும் கழிவுகள் - சாதாரணக் கழிவுகள் ஆகும்.

இரண்டாவது வகை - தேக்கமுற்ற கழிவுகள்.

சாதாரணக் கழிவுகளை உடல் இயல்பாக வெளியேற்றும். நாம் நம்முடைய இயற்கை விதிகளை (பசி, தூக்கம்...) மீறும்போது உடல் தன்னியல்பில் இருந்து சற்றே விலகுகிறது. எளிமையாக வெளியேறியிருக்க வேண்டிய கழிவு - வெளியேறாமல் தேங்குகிறது. இந்த கழிவுகள்தான் தேக்கமுற்ற கழிவுகள்.

இவற்றையும் உடல் தான் வெளியேற்றுகிறது. ஆனால், சாதாரணக் கழிவுகள்போல இயல்பாக வெளியேறாமல், பல வகையான தொந்தரவுகள் மூலம் வெளியேற்றப்படுகிறது. தேக்கமுற்ற கழிவுகள் வெளியேறும்போது ஏற்படும் தொந்தரவுகளைத்தான் நாம் நோய்கள் என்ற பெயரால் அழைக்கிறோம்.

மூன்றாவது வகைக் கழிவுகள் - ரசாயனக் கழிவுகள்.

தேக்கமுற்ற கழிவுகள் தொந்தரவுகளோடு வெளியேற்றப் பட்டுக் கொண்டிருக்கும் போது நாம் இரண்டு தவறுகளைச் செய்கிறோம். ஒன்று - கழிவு தேங்குவதற்குக் காரணமான இயற்கை விதிமீறல்களை இன்னும் தொடர்ந்து கொண்டிருப்பது. இரண்டு - கழிவுகள் வெளியேறுவதற்காக உடலால் உருவாக்கப்பட்ட தொந்தரவுகளை தற்காலிகமாக நிறுத்துவதற்கான முயற்சிகள்.

இக்காரணங்களால் தேக்கமுற்ற கழிவுகள் மறுபடியும் செல்லினுள் தேங்குவது தான் - ரசாயனக் கழிவுகள்.

இராசாயனக் கழிவுகள்

சாதாரணக் கழிவுகள் தேக்கமடைந்தவையாக மாறும்போதே அதன் தன்மை மோசமானதாக மாறுகிறது. உதாரணமாக, நாம் தினமும் மலம் கழிக்கிறோம். இது ஒரு தினசரி பழக்கமாக இருக்கும் போது அன்றாடம் உருவாகும் மலம் உடனே வெளியேற்றப்படுவதால் அதன் தன்மை சாதாரணமாக இருக்கும். ஆனால், நமக்கு திடீரென்று இரண்டு, மூன்று நாட்கள் மலம் போகவில்லை என்று வைத்துக் கொள்வோம். இப்படி ஏற்பட்ட மலச்சிக்கலுக்குப் பின்பு மூன்று நாட்களுக்குப் பிறகு மலம் வெளியேறினால் அதன் தன்மை எப்படி இருக்கும்? சாதாரணமாக வெளியேறும் மலத்திற்கும், தேங்கி பின்பு வெளியேறும் மலத்திற்கும் தன்மை வேறுபாடு இருக்குமல்லவா? தேங்கிய மலம் குறுக்கப்பட்ட தன்மையோடும், அதன் அமிலத்தன்மை மிக அதிகமாகவும், கடுமையான ஒட்டும் தன்மை மற்றும் துர்நாற்றம் போன்றவற்றோடும் இருக்கும். இதுபோலத்தான் சாதாரணமாக செல்லில் இருந்து வெளியேற வேண்டிய கழிவுகள் தேங்கி தேக்கமுற்ற கழிவுகளாக மாறுகிறது. இப்படி மோசமான தேக்கமுற்ற கழிவுகள் ரசாயனக் கழிவுகளாக மாறினால் செல் என்ன ஆகும்?

சாதாரணக் கழிவுகளைப் போல, இவற்றை வெளியேற்றிவிட இயலாது. நுரையீரல் செல்களில் சளி என்ற சாதாரணக்கழிவு இருந்தால் இருமல் மூலம் வெளியேற்றலாம். ஆனால், ரசாயனக் கழிவை இவ்வாறு வெளியேற்றினால் நுரையீரலின் பிற பகுதிகள் பாதிக்கப்படும். கழிவு பயணிக்கும் ஒவ்வொரு பகுதியும் பாதிப்படையும், எனவே, நம்முடைய செல் ரசாயனக் கழிவை வெளியேற்ற புதிய உத்தியைக் கையாள்கிறது.

செல்லின் படத்தைப் பாருங்கள். அதில் சிறிய துகள்கள் போல செல் சுவரின் அருகில் இருப்பவைதான் லைசோசோம்கள். இவை செல்களால் தேவைக்கேற்ப உருவாக்கப்படுகின்றன.

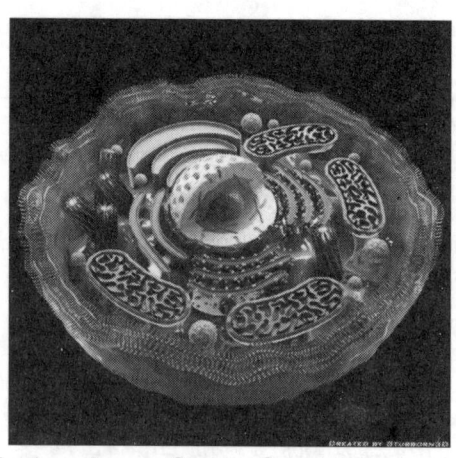

லைசோ சோம்கள் என்ற அழிக்கும் பொருட்கள்

நம்முடைய செல்களில் ரசாயனக் கழிவுகள் தேங்குகிற போதே, அது செல்லின் உள் உள்ள திரவத்தில் கலந்து விடாதவாறு ஒரு பாதுகாப்பு ஏற்பாட்டைச் செய்கிறது நம் செல். ஏற்கனவே ரசாயனமாக இருக்கக்கூடிய இக்கழிவு செல்திரவத்தில் கலந்து விட்டால் இது செல்லை அழித்து விடும் அல்லவா? எனவே கழிவுப் பொருளைச் சுற்றி ஒரு சவ்வு போன்ற அமைப்பை செல் ஏற்படுத்துகிறது. கழிவுகளின் ரசாயனத் தன்மை செல்லை பாதிக்காதவாறு இந்த சவ்வுப் பொருள் பாதுகாக்கிறது. இது தற்காலிக ஏற்பாடுதான் ஏனென்றால் ஏற்கனவே கழிவுகள் உருவாகக் காரணமான நம்முடைய இயற்கைக்கு மாறான பழக்க வழக்கங்கள் தொடர்ந்து கொண்டிருந்தாலோ, ரசாயன மருந்துகள் மூலம் கழிவுகளை உடலுக்குள் அமுக்க முயன்றாலோ செல்களில் உள்ள ரசாயனக் கழிவுகள் பெருகலாம். அல்லது அதன் தன்மை இன்னும் மோசமாகலாம். எனவே இந்தச் சவ்வு அமைப்பை செல் தற்காலிகமாக ஏற்படுத்திக் கொள்கிறது.

நாம் ஏற்கனவே பார்த்த லைசோசோம்கள்தான் ரசாயனக் கழிவுகளை அழிக்கும் போர் வீரர்கள். லைசோசோம் என்ற மருத்துவச் சொல்லிற்கு அழிக்கும் பொருள் என்று அர்த்தம். ஆங்கிலத்தில் சூசைட் சாக்ஸ் (தற்கொலைப் பைகள்) என்றும் இதை அழைப்பார்கள். உலகத்தின் முதல் தற்கொலைப்படையை உருவாக்கியது மனித உடலின் செல்களாகத் தான் இருக்கும்.

தற்கொலைப்படை எவ்விதமாக தன் எதிரிகளை அழிக்கிறது? அழிக்கும் தன்மையுள்ள வெடி பொருட்களோடு எதிரியின் மீது தாக்குதல் நடத்துகிறது. தானும் அழிந்து எதிரியையும் அழிப்பது

தான் தற்கொலைப்படை அதேபோலத்தான் இந்த லைசோ சோம்கள். கழிவுகளின் தன்மையையும், அளவையும் பொறுத்து லைசோ சோம்கள் வளர்கின்றன. செல்லில் ஆரோக்கியமான சூழல் நிலவுகிற போது கழிவுகளைத் தாக்குகின்றன. ஆரோக்கியமான சூழலை விரதம், ஓய்வு என்று நாம் ஏற்படுத்தினாலும் சரி, அல்லது காய்ச்சல், சோர்வு என்று உடலே ஏற்படுத்திக் கொண்டாலும் சரி அவற்றை செல்கள் பயன்படுத்திக் கொள்கின்றன.

லைசோசோம்கள் ரசாயனக்கழிவுகளின் மேல் மோதுகின்றன. இங்கு ஒரு சந்தேகம் வரலாம். லைசோ சோம்கள் இருப்பது செல்சுவரின் அருகில், ரசாயனக் கழிவுகள் இருப்பது இன்னொரு இடத்தில். எப்படி அங்கு சென்று மோதும்? செல்லில் இருக்கும் செல்திரவத்தின் மீதுதான் எல்லா உறுப்புகளும் மிதந்து கொண்டிருக்கின்றன. (கோழி முட்டை போல). லைசோ சோம் எங்கு சொல்ல முடிவெடுக்கிறதோ அங்கு நகர்கிறது தாக்குதல் நடத்துகிறது. மனிதன் என்பவன் ஒரு உயிர் அல்ல. உடலில் உள்ள ஒவ்வொரு செல்லும் ஒரு உயிர். அதிலும், செல்லிற்குள் இருக்கும் லைசோ சோம் தனியாக முடிவெடுக்கிறது. தனியாகப் பிறந்து, தனியாகச் செத்தும் போகிறது. அதுவும் ஒரு உயிர்தான். எண்ணற்ற உயிர்களால் ஆனதுதான் மனித உடல்.

லைசோசோம் தாக்குதலில் சிக்கிய ரசாயனக் கழிவுகள் அழிந்து போகின்றன. தாக்குதல் நடத்திய லைசோசோம்களும் அழிந்து போகின்றன. தற்கொலைப் பைகள் என்று எவ்வளவு பொருத்தமாகப் பெயர் சூட்டியிருக்கிறார்கள் உயிரியல் விஞ்ஞானிகள். அழிந்த கழிவுகளில் இருந்து நுண்ணிய துகள்கள் கூட எஞ்சாத அளவுக்கு இத்தாக்குதல் நடந்து முடிகிறது. செல்லிற்கும் பாதிப்பில்லை. உடலுக்கும் பாதிப்பில்லை. அப்படியானால் லைசோசோம்தான் அழிந்து விட்டதே... வேறு லைசோசோமுக்கு செல் என்ன செய்யும்? இப்போது மறுபடியும் செல்லின் படத்தை பாருங்கள். ஒரு செல்லில் நிறைய லைசோசோம்கள் இருக்கின்றன. அப்படியும் செல்லுக்கு புதிதாக லைசோசோம்கள் தேவைப்பட்டால் உருவாக்கிக் கொள்ளும்.

உடலின் மிகச் சிறிய துகளான செல்லில் நடைபெறும் இயக்கம் இது! உடலில் இருக்கும் கழிவுகள் வெளியேற்றப்பட வேண்டுமா, அல்லது அழிக்கப்பட வேண்டுமா? என்பதை ஒவ்வொரு செல்லும் முடிவு செய்கிறது, தானே இயங்குகிறது.

இந்த செல்லின் அடிப்படையைக்கொண்டு, ஒவ்வொரு உள்ளுறுப்பையும், உடலின் இயக்கங்களையும் அணுகுவோமானால் - உடலை முழுமையாகவும், எளிமையாகவும் புரிந்துகொள்ள முடியும்.

3

செரிமான மண்டலம்

நவீன மருத்துவத்தின் செரிமான மண்டலம் என்பது வாயில் துவங்கி ஆசன வாயில் முடிந்து விடும் உறுப்புக்களின் தொகுப்பாகப் புரிந்து கொள்ளப்படுகிறது. ஆனால் மரபுவழி அறிவியலில் - குறிப்பாக அக்குபங்சரில் நவீன மருத்துவம் கூறுகிற உறுப்புகள் மட்டுமே செரிமான மண்டலம் அல்ல. உடலின் வெவ்வேறு பகுதிகளில் அமைந்துள்ள பல உறுப்புகளின் ஒருங்கிணைந்த இயக்கமே செரிமானம் ஆகும்.

உதாரணமாக சுமார் 4600 ஆண்டுகளுக்கு முன்பு வெளிவந்த அக்குபங்சரின் ஆதி நூலாகக் கருதப்படும் நெய்ஜிங்- இன் ஒரு பகுதியில் இருமல் பற்றி விளக்கப்படுவதை நாம் அறிந்து கொள்வது பொருத்தமானதாகும். மஞ்சள் பேரரசர் ஹுவாங்டி, தலைமை அமைச்சர் கீ போ-வைப் பார்த்து கேட்கிறார் "இருமல் என்பது நுரையீரல் தொடர்பான நோய்தானே?" என்று. அமைச்சர் விரிவாக, தத்துவ ரீதியான ஒரு பதிவைத் தருகிறார். "இருமல் என்பது நுரையீரல் தொடர்பான நோய்தான். ஏனென்றால் அது நுரையீரலில் நிகழ்கிறது. ஆனால், அது நுரையீரல் சம்பந்தப்பட்ட நோயல்ல. ஏனென்றால், சளியை வெளியேற்ற வேண்டுமானால் தசைகள் நுரையீரலை இறுக்கிப் பிடிக்க வேண்டும். அதற்கு தசைகளைப் பராமரிக்கும் கல்லீரலின் உதவி வேண்டும். சளி நீர்த்துப் போனால்தான் வெளியேற முடியும். எனவே நீர் மூலகமான சிறுநீரகத்தின் உதவி வேண்டும். நுரையீரலின் சுருங்கி விரியும் தன்மைக்காக மண்ணீரலின் உதவியும், அடிப்படை வெப்பம் தேவைப்படுவதால் நெருப்பு மூலகத்தின் உதவியும் வேண்டும். ஆக, ஒரு இருமல் ஏற்படுவதற்கு ஐந்து மூலகங்களின் உறுப்புக்களும் இணைந்து இயங்க வேண்டும். எனவே இருமல் நுரையீரலின் நோயல்ல."

இதே உதாரணம் செரிமானத்திற்கும் பொருந்தும்.

செரிமானம் என்பது பஞ்ச பூதங்கள் எனப்படும் ஐந்து மூலகங்களின் உறுப்புக்களும் இணைந்து நடத்துக்கிற இயக்கம். இதில் நேரடியாக சில உறுப்புகளும், மறைமுகமாக அனைத்து உறுப்புகளும் பங்கேற்கின்றன.

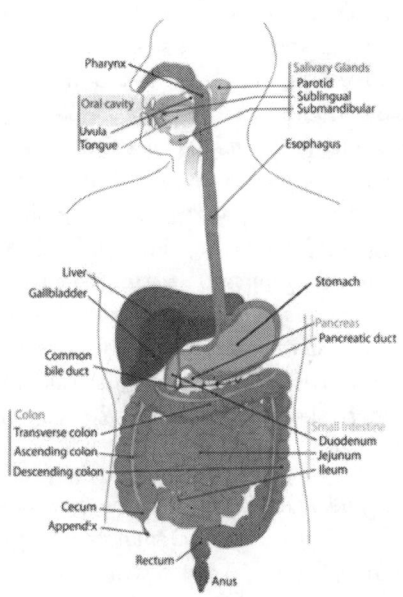

செரிமான இயக்கம்

நம் உடலில் உணவு செரிக்கப்பட்டு சக்தி பெறும் நிகழ்ச்சியை நாம் செரிமானம் அல்லது ஜீரணம் என்ற பெயரால் அழைக்கிறோம். மரபுவழி மருத்துவங்களில் இதை பஞ்சீகரணம் என்று குறிப்பிடுவார்கள். பஞ்சபூதங்கள் இணைந்து ஒரு பொருளை ஆற்றல் மயமாக்குவதால் இப்பெயர் வழங்கப்படுகிறது.

செரிமான இயக்கத்தில் பல உள்ளுறுப்புகள் பங்குபெறுகின்றன. நவீன மருத்துவக் கருத்தின்படி சில உறுப்புகள் மட்டுமே குறிப்பிடப்படுகின்றன. செரிமானத்தில் நேரடியாகப் பங்கேற்கும் உறுப்புகளையும், துணை உறுப்புகளையும், மறைமுகமாக பங்கு பெறும் உறுப்புகளையும் அறிந்து கொள்வோம்.

வாய் முதல் இரைப்பை வரை

செரிமானத்தின் முதற்பகுதி உண்ணுதலில் துவங்குகிறது. நாம் வாயில் இடுகிற உணவுகள் பற்களின் துணையோடு நன்கு அரைக்கப்படுகின்றன. தாடையின் கீழ்ப்பகுதியில் அமைந்துள்ள உமிழ்நீர்ச் சுரப்பிகள் பலவிதமான நொதிகளைச் சுரக்கின்றன. கூழாக்கப்பட்ட உணவு எச்சிலில் உள்ள நொதிகளோடு (என்சைம்) வினைபுரிந்து உணவுக்குழாய்க்குச் செல்கிறது. உணவுக்குழாயின் சுருங்கி விரியும் தன்மையும், உணவுக்கூழின் பிசு பிசுப்புத் தன்மையும் உணவை இரைப்பையை நோக்கிச் செல்ல வைக்கிறது. உணவுக் குழாய் மற்றும் சுவாசக் குழாய் அமைந்துள்ள தொண்டைப் பகுதியில் இரண்டையும் பிரிக்கும் வால்வு ஒன்று அமைந்துள்ளது. நாம் உணவை விழுங்குகிற போது இந்த வால்வு உணவுக்குழாயைத் திறக்கிறது. அதே நேரத்தில் சுவாசக் குழாயை அடைக்கிறது. நாம் நிதானமாகச் சாப்பிடும் போது உணவுக்குழாய் வால்வு தன் வேலையை ஒழுங்காகச் செய்கிறது. ஆனால், அவசர அவசரமாகச் சாப்பிடுகிற போது வால்வு சரிவர உணவுக்குழாயைத் திறக்கத் தவறுகிறது. உணவின் துகள்கள் சுவாசக் குழாய்க்குள் செல்கிறது. இதைத்தான் நம் புரையேறுதல் என்று அழைக்கிறோம்.

வாயிலிருந்து கூழாக்கப்பட்ட உணவு உணவுக்குழாயின் வழியே இரைப்பைக்குச் செல்கிறது. இரைப்பையின் கழுத்துப் பகுதியிலும் ஒரு வால்வு காணப்படுகிறது. இது உள்ளே சென்ற உணவை மீண்டும் வெளியேறாதவாறு பாதுகாக்கிறது. இரைப்பைக்குள் செல்லும் உணவு மறுபடியும் இரைப்பை நொதிகளாலும், அமிலங்களாலும் மேலும் சிதைக்கப்படுகிறது. வாயில் உழிழ்நீருடன் நடக்கும் செரிமான இயக்கம் முதல் கட்டம் என்றும், இரைப்பையில் நடக்கும் செரிமானம் இரண்டாம் கட்டம் என்றும் அழைக்கப்படுகிறது. இரைப்பையில் உருவாகும் அமிலங்கள் இரைப்பையின் உட்புறச் சுவரை பாதிப்பதில்லை. உடலால் உருவாக்கப்படும் எல்லா வகையான நொதிகளும், அமிலங்களும் உடலின் எந்தப் பகுதியையும் பாதிக்கும் தன்மையோடு உருவாக்கப்படுவதில்லை. வெளியிலிருந்து அல்லது தேங்குகிற கழிவுகளில் இருந்து உருவாகிற கழிவு அமிலங்கள்தான் இரைப்பையின் சுவர்கள் தடிமனான மென்திசுக்களால் ஆனவை.

இரைப்பையில் செரிக்கப்படும் உணவில் இருந்து தண்ணீர், இனிப்பு, உப்புகள், ஆல்கஹால் போன்ற பொருட்கள் இரைப்பை சுவர்களின் மூலம் ஈர்க்கப்படுகின்றன. இரைப்பையின் முடிவிலும் ஒருபுறமாக அனுமதிக்கும் வால்வு ஒன்று காணப்படுகிறது. இதன்

வழியாக உணவுத் துகள்கள் ஒன்று திரட்டப்பட்ட உணவுக் கட்டி (சைம்) சிறுகுடலுக்குள் அனுப்பப்படுகிறது.

சிறுகுடலும், துணை உறுப்புகளும்

சிறுகுடலை மூன்று பகுதிகளாக நவீன அறிவியல் குறிப்பிடுகிறது. சிறுகுடலின் முன்பகுதி, நடுப்பகுதி, பின்பகுதி என்ற மூன்று பெயர்களால் அழைக்கப்படுகிறது. நீளம் அதிகமான இக்குடல்பகுதி அகலம் குறைவாக இருப்பதால் சிறுகுடல் என்று அழைக்கப்படுகிறது. இரைப்பையில் இருந்து சிறுகுடலிற்கு வரும் உணவு இரண்டு கட்ட செரிமானத்தைக் கடந்து வருவதால் தண்ணீர் உறிஞ்சப்பட்டு கெட்டியான நிலையில் இருக்கும்.

சிறுகுடல் பகுதியில் தான் செரிமானத்தின் இறுதிப் பகுதி நடைபெறுகிறது. பலவிதமான அமிலங்கள் சிறுகுடலில் செரிமானத்திற்காகச் சுரக்கப்படுகின்றன. சிறுகுடல் சாறு என்ற பெயரில் அழைக்கப்படும் அமிலக் கலவை உணவைச் செரிப்பதில் முக்கியப்பங்காற்றுகிறது. சிறுகுடலின் துவக்கம் மற்றும் இறுதிப்பகுதிகளின் வால்வுகள் காணப்படுகின்றன.

துணை உறுப்புகள்

வாயில் துவங்கி மலவாய் வரைக்கும் நேரடித் தொடர்பில் இருக்கும் உறுப்புகள் தவிர, பிற செரிமான உறுப்புகள் துணை உறுப்புகள் என்று அழைக்கப்படுகின்றன. செரிமானத்திற்கு அடிப்படையான சுரப்புகள் கல்லீரல், கணையம் மூலம் சுரக்கப்படுகின்றன. இவை இரண்டு உறுப்புகளும் துணை உறுப்புக்களாகக் கருதப்படுகின்றன.

கல்லீரலில் இருந்து சுரக்கப்படும் பித்தநீரும், கணையத்திலிருந்து சுரக்கப்படும் கணைய நீரும் சிறுகுடலில் வந்து கலக்கின்றன. வாயிலும், இரைப்பையிலும், சிறுகுடல் நொதிகளாலும் செரிக்கப்பட்ட உணவு அடுத்த கட்டமாக பித்த நீர் மற்றும் கணைய நீரால் செரிக்கப்படுகிறது. உணவில் இருக்கும் தனித்தனியான உயிர் வேதியியல் பொருட்கள் சிறுகுடல் செரிமானத்தின் மூலம் பிரிக்கப்படுகின்றன. உணவில் எஞ்சிய கழிவுப் பொருட்களும், உடலிற்குத் தேவையான சத்துப் பொருட்களும் பிரிக்கப்படும் பகுதி சிறுகுடலின் கடைசிப் பகுதியாகும்.

சிறுகுடலின் கடைசிப் பகுதியில் தந்துகிகள் (குடல் உறிஞ்சுகள்) எனப்படும் நுண்குழல்கள் குடல் சுவர்களில் அமைந்திருக்கும். இக்குழல்கள் உணவுச் சத்துக்களை உறிஞ்சி இரத்த நாளத்தில் கொண்டு

சேர்க்கிறது. இவ்வாறு உடலிற்குத் தேவையான சத்துப் பொருட்கள் அனைத்தும் சிறுகுடலின் கடைசிப் பகுதியில் இருந்து நேரடியாக இரத்த நாளங்களுக்குள் செலுத்தப்படுகிறது.

கழிவுகள்

செரிமானத்தின் இறுதியில் கழிவுகள் பிரிக்கப்பட்டு சிறுகுடலில் இருந்து பெருங்குடலிற்குள் அனுப்பப்படுகின்றன. செரிக்கப்பட்டு, கழிவுகளாக்கப்பட்ட உணவுகள் பெருங்குடலில் மறுபடியும் செரிக்கப்படுகின்றன. எஞ்சிய சத்துக்களையும், தண்ணீர் போன்ற இதர பொருட்களையும் பெருங்குடல் பிரித்தெடுக்கிறது. பெருங்குடலின் இறுதிப் பகுதியான மலப்பைக்குள் கழிவுகள் தள்ளப்படுகின்றன. மலப்பையில் இருந்து ஆசன வாய் வழியாக கழிவுகள் வெளியேறுகின்றன.

மறைவான உறுப்புகளும், செரிமானமும்

இங்கு நாம் பார்த்த உறுப்புகள் மட்டுமல்லாமல் இன்னும் சில உறுப்புகள் செரிமானத்திற்கான அடிப்படை வேலைகளைச் செய்கின்றன. உடலியல் அமைப்பில் செரிமான உறுப்புக்களாக இவை கருதப்படுவதில்லை. ஆனால், செரிமான இயக்கத்தில் பெரும் பங்காற்றுகின்ற இவ்வுறுப்புகள் இல்லையென்றால் செரிமானம் நடைபெறாது.

மண்ணீரல்

இரத்த அணுக்களை உற்பத்தி செய்யும், வயதான இரத்த அணுக்களைக் கொல்லும் ஒரு இடமாகவே மண்ணீரல் கருதப்படுகிறது. ஆனால், மரபுவழி அறிவியல் விளக்கும் செரிமானத்தின் மிக முக்கியமான உறுப்பு மண்ணீரல் ஆகும். உணவுப் பொருளை நாம் வாயில் இடும் போதே உமிழ்நீர்ச் சுரப்பிற்கு வழிகாட்டுவது மண்ணீரல் ஆகும். வாயில் செரிமானம் நடைபெற்றுக் கொண்டிருக்கும்போதே அங்கிருந்து உணவுச் சக்தியை மண்ணீரல் பெற்று, உடலிற்கு வழங்குகிறது. சக்தியைக் கருவிகளால் பார்க்க முடியாமல் போவதால் கருவி வழி நவீன அறிவியல் இக்கருத்து முதன்மை பெறவில்லை. ஆனால், நடைமுறையில் இதை நாம் எளிமையாகப் புரிந்துகொள்ளலாம்.

உணவு முழுமையாகச் செரித்து, அதன் சத்துக்கள் இரத்தத்தை அடைய இரண்டரை மணி நேரம் முதல் நான்கு மணி நேரம் வரை ஆகும் என்று கூறுகிறது நவீன அறிவியல். தொடர்ந்து நான்கு, ஐந்து நாட்களாக பட்டினி கிடக்கும் ஒருவருக்கு கண்கள் பஞ்சடைத்துப்

போகும். காதுகளின் கேட்கும் திறன் குறைந்து போயிருக்கும். உடல் பலவீனம் அடைந்து சோர்ந்து போயிருக்கும். இப்போது அவருக்கு உணவைக் கொடுத்துப் பாருங்கள். முதல் கவள உணவை வாயில் இட்டு, மென்று கொண்டிருக்கும்போதே அவருடைய கண்களும், காதுகளும் சக்தி பெறும். அவருடைய குரல் வலிமை பெறுவதையும் நம்மால் பார்க்க முடியும். வாயிலிட்ட உணவு இரைப்பைக்குள் போவதற்கு முன்பே அவரது உடல் சக்தி பெறுகிறது. இந்தச் சக்தியை அளிப்பதுதான் மண்ணீரல். உணவு வாயில் அரைக்கப்படும்போதே அதிலிருந்து சக்தியை மண்ணீரல் பிரித்தெடுத்து உடலுக்கு அளிக்கிறது. உடலில் அமைந்திருக்கும் எல்லா உள்ளுறுப்புகளுக்கும் சக்தி அளிப்பது மண்ணீரலின் வேலையாகும். உள்ளுறுப்புகளின் சுருங்கி விரியும் இயக்கம், அதன் நிலைத்தன்மை போன்றவற்றை மண்ணீரல் பராமரிக்கிறது. வாயில் செரிமானம் துவங்குவது முதல் பெருங்குடலில் கழிவாக வெளியேற்றப்படும் வரை ஒவ்வொரு நிலையிலும் மண்ணீரல் முக்கியப் பங்காற்றுகிறது.

பிற உறுப்புகள்

நுரையீரல், சிறுநீரகம், இருதயம் போன்ற உறுப்புகளும் செரிமானத்தில் மறைமுகப் பங்காற்றுகின்றன. செரிமானத்தில் உணவு செரிக்கப்படும்போது அது எரிக்கப்படுகிறது. அங்கு காற்றின் பங்கு முக்கியமானது. முழு உடலிற்கும் நேரடியாகக் காற்றையும், காற்று சக்தியையும் அளிப்பது நுரையீரல் ஆகும். அதேபோல, உணவை நாம் வாயில் இடுவதற்கும் முன்பாக அதன் மணம் மூக்கின் வழியே உள்ளே போகிறது. அவ்வாறு நுரையீரலின் வெளிப்புற உறுப்பான மூக்கு உள்ளே அனுப்பும் மணம் உமிழ் நீர்ச் சுரப்பில் முக்கியப் பங்காற்றுகிறது. செரிமானத்தின் துவக்கமே மூக்கில் இருந்துதான் துவங்குகிறது.

செரிமான இயக்கத்தில் நீர்த்தேவை மிக முக்கியமானது. உடலில் எங்கெல்லாம் நீர்த்தேவை ஏற்படுகிறதோ அதை தாகம் மூலம் அறிவிப்பதும், உணவில் உள்ள நீர்சத்தை பிரித்து முழு உடலுக்கு அளிப்பதும் சிறுநீரகத்தின் முக்கியமான வேலையாகும். செரிமானத்தில் சிறுநீரகத்தின் வேலையை இன்னும் எளிமையாகப் புரிந்து கொள்ளலாம். சிறுநீரகம் பாதிக்கப்பட்ட நோயாளிக்கு பசி உணர்வே இருக்காது. அப்படியே சாப்பிட்டாலும் உணவை செரிக்கிற தன்மை உடலிற்கு குறைந்து போயிருக்கும். செரிமானத்தின் முக்கியத் தேவையான நீர்ச் செரிமானத்தை நடத்துவது சிறுநீரகம் ஆகும்.

அதேபோல, இதயம். செரிமானத்திற்குத் தேவையான வெப்பத்தை அளிப்பதும், உணவில் இருந்து கிடைக்கும் வெப்பத்தை முழு உடலுக்கு அளிப்பதும் இதயத்தின் வேலையாகும். செரிமானத்தின் இறுதியில் கிடைக்கும் உயிர் வேதியியல் பொருட்களை இரத்தத்தின் மூலம் முழு உடலிற்கும் கிடைக்கச் செய்வது இதயம் ஆகும். மேற்கண்ட முக்கிய உறுப்புகள் அல்லாமல் இன்னும் சிறு உறுப்புகளும் செரிமானத்தில் பங்கேற்கின்றன. அதில் சில உறுப்பு - குடல்வால். சிறுகுடலும், பெருங்குடலும் சந்திக்கும் பகுதியில்தான் அப்பெண்டிஸ் என்ற குடல்வால் அமைந்துள்ளது. பெருங்குடலிற்குள் செல்லும் கழிவுகளில் இருந்து சத்துக்களைப் பிரிந்தெடுப்பதற்கும் குடல்வாலில் சுரக்கப்படும் நீர் பயன்படுகிறது.

நம் உடலில் உள்ள ஒவ்வொரு அணுவும் உடலில் நிகழும் எல்லா இயக்கங்களிலும் பங்கு பெறுகின்றன. அது போலவே, செரிமானம் என்பது தனித்தனியான உறுப்புகள் தொடர்பான தனி வேலையில்லை. முழு உடலும், அதன் உறுப்புகளும் பங்கு பெறும் ஒருங்கிணைந்த இயக்கம் தான் செரிமானம். உடலில் பஞ்ச பூதங்கள் எனப்படும் ஐந்து மூலகங்களும் தம் உறுப்புகளின் வாயிலாக நடத்தும் ஆற்றல் பெறும் இயக்கமே செரிமானம் ஆகும்.

உடலின் ஒட்டுமொத்த இயக்கத்தையும் முழுமையாகப் புரிந்து கொள்வதற்காக, மண்டல வாரியான பகுப்பு பயன்படுகிறது. மண்டலங்கள் மூலம் நாம் புரிந்து கொள்வது உடல் இயக்கத்தின் ஒரு பகுதிதான் என்பதையும், உடலின் ஒவ்வொரு இயக்கத்திலும் முழு உடலும் ஒருங்கிணைந்து பங்கேற்கிறது என்பதையும் மனதில் கொள்ள வேண்டும். இந்த அடிப்படையை நாம் மறந்துவிடும் போது உடலை - உயிரற்ற இயந்திரமாகப் பார்க்கும் தவறான பார்வைக்குள் சிக்கிக் கொள்வோம்.

4

இரத்த சுற்றோட்ட மண்டலம்

இரத்த சுற்றோட்ட மண்டலம் என்பது உடல் முழுவதும் நடைபெறும் இரத்த சுழற்சியை விளக்கும் மண்டலமாகும். இதயத்தை தலைமையகமாகக் கொண்டு இயங்கும் இந்த மண்டலம் உடல் இயக்கத்தின் மிக முக்கியமான பணிகளைச் செய்கிறது.

இரத்தம் ஓர் ஊடகமாகும். இதன் மிக முக்கியமான பணி - செல்களுக்கு உணவையும், உயிர்க் காற்றையும் அளிப்பதும், செல்களின் கழிவுகளைப் பெற்றுக் கொண்டு வருவதும் ஆகும்.

நாடு முழுவதும் சாலைகள் எவ்வாறு ஊர்களை இணைக்கின்றனவோ அதுபோல இரத்தம் முழு உடலையும் இணைக்கும் வேலையைச் செய்கிறது. நம் வீட்டில் தண்ணீரை எல்லாப் பகுதிகளுக்கும் கொண்டுசெல்லும் குழாய் அமைப்பும், கழிவு நீர் வெளியேற்றும் குழாய் அமைப்பும் ஒன்றாக அமைந்திருந்தால் என்ன செய்யுமோ அதேவேலையை நம்முடைய இரத்தம்செய்கிறது. இதனை ஒற்றை வார்த்தையில் விளக்க வேண்டுமானால் "ஒருங்கிணைப்பு". இரத்தத்தின் தலையாய பணி - உடலை ஒருங்கிணைப்பதாகும்.

இரத்தத்தின் முக்கியப் பணிகள்

1. நுரையீரலால் கழிவு நீக்கப்பட்டு, தரப்படும் உயிர்க்காற்றைப் பெற்று இரத்தம் உடல் முழுவதும் அமைந்துள்ள செல்களுக்கும் எடுத்துச் செல்கிறது.

2. செல்களில் உள்ள கழிவுகளை எடுத்து வந்து, சுத்திகரித்து வெளியேற்றும் உறுப்புகளுக்கு அளிப்பதும் இரத்தத்தின் வேலை.

3. நாளமில்லாச் சுரப்பிரகள் சுரக்கும் ஹார்மோன்களை உடலின் பல பகுதிகளுக்குக் கொண்டுசெல்லும் வேலையை இரத்தம் செய்கிறது.

4. உடலில் உள்ள வெப்பத்தின் அளவை பராமரிப்பதற்காக இரத்தம் தன் திரவத்தன்மையையும், இயல்பையும் பாதுகாத்துக் கொள்கிறது.

5. உடல் எதிர்ப்பு சக்தியின் மிக முக்கியப் பகுதியாக இரத்தம் செயல்பட்டு, அந்நியப் பொருட்களை எதிர்க்கும் நேரத்திலும், உடல் நலத்திற்கு பாதிப்பு ஏற்படும் நேரங்களிலும் உடலை பாதுகாக்கிறது.

இரத்தத்தின் பகுதிகள்

இரத்தமானது மனித உடலின் எடையில் பதினான்கில் ஒரு பங்கு சராசரியாக இருப்பதாக ஆய்வுகள் கூறுகின்றன. நவீன ஆய்வுகளின் அடிப்படையில் உடலில் உள்ள ஒட்டுமொத்த இரத்தத்தின் அளவு 4.5 லிட்டரில் இருந்து 6 லிட்டர் வரை இருக்கும் என்று கணிக்கப்பட்டுள்ளது. இரத்தம் 55 சதவீதம் திரவத்தையும், 45 சதவீதம் செல்களையும் கொண்டிருக்கிறது.

இரத்தம் கீழ்க்கண்ட பகுதிகளைக் கொண்டுள்ளது.

1. இரத்தச் சிவப்பு அணுக்கள்
2. இரத்த வெள்ளை அணுக்கள்
3. இரத்தத் தட்டுகள்
4. மஞ்சள் திரவம் என்னும் பிளாஸ்மா

இரத்தச் சிவப்பு அணுக்கள்

இரத்தச் சிவப்பு அணுக்கள் சிவப்பு நிறத்தோடு இருப்பதால் இந்தப் பெயரில் அழைக்கப்படுகின்றன. இரத்தத்தில் சிவப்பு அணுக்களின் எண்ணிக்கை அதிகம் இருப்பதால் இரத்தம் சிவப்பு நிறமாகத் தோற்றம் அளிக்கிறது. சிவப்பு அணுக்கள் சிவப்பு நிறமாக இருப்பதற்கு அதன் ஹீமோகுளோபின் எனும் நிறமிதான் காரணமாக இருக்கிறது.

இரத்தச் சிவப்பு அணுக்கள் எலும்பு மஜ்ஜையில் இருந்து பிறக்கின்றன. நெஞ்செலும்பு, விலா எலும்புகள், முதுகெலும்பு, தொடை எலும்பு, கையெலும்புகள் போன்ற எலும்புகளின் மஜ்ஜை பகுதிகளில்தான் அதிகளவில் உருவாகின்றன. எலும்பு மஜ்ஜை பகுதிகளுக்கு சக்தியளிப்பது மண்ணீரல் என்னும் உறுப்பு. மரபு வழி

அறிவியலில் இரத்த செல்கள் உற்பத்தியாகும் இடம் மண்ணீரல் என்று கூறப்படுவது இதனால்தான்.

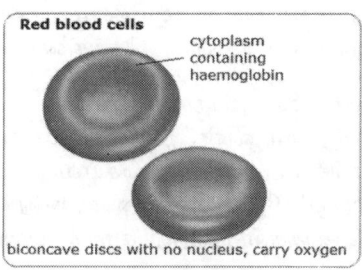

இரத்த செல்களின் அழிப்பு வேலைகளும் மண்ணீரலில்தான் நடைபெறுகின்றன. இரத்தச் சிவப்பு அணுக்கள் 80 நாட்களில் இருந்து 120 நாட்கள் வரை உயிர் வாழ்கின்றன. முதிர்ந்த சிவப்பணுக்கள் மண்ணீரலால் அழிக்கப்பட்டு, அதன் நிறம் தரும் பொருளான ஹீமோகுளோபின் (இரத்த நிறமி) கல்லீரலில் சேமித்து வைக்கப்படுகிறது.

இரத்தச் சிவப்பணுவின் வடிவம் ஓர் அங்குலத்தில் 3000 இல் ஒரு பங்காக இருக்கிறது. நவீன அளவீட்டில் 0.008 செ.மீ. வட்ட வடிவமான மெத்தை போன்ற அமைப்புடனும், இருபுறமும் குழிந்தும், ஓரம் தடித்தும் அமைந்திருக்கும்.

இரத்த வெள்ளை அணுக்கள்

இரத்த வெள்ளை அணுக்கள் நிறமற்றும், வெள்ளை நிறத்தை பிரதிபலிப்பவையாகவும் அமைந்திருப்பதால் - இவை வெள்ளை அணுக்கள் என்று அழைக்கப்படுகின்றன. மொத்த இரத்தத்தில் சிவப்பு அணுக்களைவிட, வெள்ளை அணுக்கள் எண்ணிக்கை குறைவு.

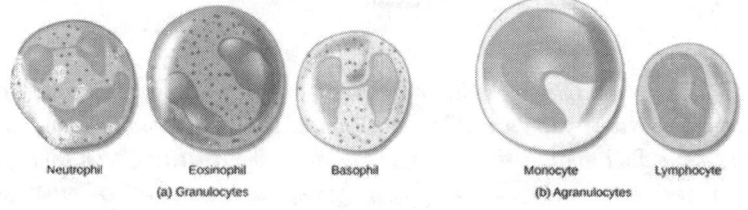

இரத்த வெள்ளை அணுக்களில் பல வகையான வெள்ளை அணுக்கள் இருக்கின்றன. குறிப்பாக ஐந்து வகைகளில் வெள்ளை அணுக்கள் இருப்பதாகக் கண்டுபிடிக்கப்பட்டுள்ளது. இவற்றில் சில வகை அணுக்கள் எலும்பு மஜ்ஜையில் இருந்தும், சில வகை அணுக்கள் நேரடியாக மண்ணீரலில் இருந்தும் பிறக்கின்றன.

வெள்ளை அணுக்களின் பிரதான வேலை - உடலில் நுழையும் எதிரிகளைத் தாக்குவது. உடலின் ஆபத்து காலங்களில் பாதிக்கப்பட்ட பகுதிகளில் பராமரித்து, ஒழுங்கு செய்வது. உடலில் ஏற்படும் காயங்களில் உருவாகும் சீழ் - வெள்ளை அணுக்களால் உருவாவது தான். வெள்ளை அணுக்கள் இறந்து சீழாக மாறுகின்றன.

வெள்ளை அணுக்கள் வட்ட வடிவம் என்று பொதுவாகக் கூறப்பட்டாலும், இவைகளுக்கு குறிப்பிட்ட வடிவம் கிடையாது என்பதே உண்மை. இடத்திற்கும், பணிகளுக்கும் ஏற்றவாறு தன் வடிவத்தை மாற்றிக் கொள்ளும் இயல்புடையது வெள்ளை அணுக்கள்.

இரத்தத் தட்டுகள்

சிவப்பணுக்களை விடவும் அளவில் சிறிய அணுக்கள் இரத்தத் தட்டுகள் என அழைக்கப்படுகின்றன. இவை சிவப்பணுக்களை விட மூன்றில் ஒரு பங்கு அளவில் சிறியவை. இவற்றின் அமைப்பு தட்டைப் போல இருப்பதால் இப்பெயரால் அழைக்கப்படுகிறது.

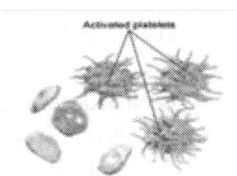

PLATELETS / THROMBOCYTES

Platelets

இரத்தத் தட்டுகள் உற்பத்தி ஆவதும் எலும்பு மஜ்ஜைகளில் இருந்து தான். நம் உடலில் எதிர்பாராமல் காயங்கள் ஏற்பட்டு இரத்தக் கசிவு ஏற்படுகிறபோது, அதனை நிறுத்துவதற்காக இரத்தம் உறைதல் நடைபெறுகிறது. இந்த இரத்த உறைதலை ஏற்படுத்தும் மிக முக்கியமான அணுக்கள் - இரத்தத் தட்டுகள் ஆகும்.

பிளாஸ்மா எனும் மஞ்சள் திரவம்

இரத்தத்தின் பெரும்பகுதி காணப்படும் திரவம்தான் - பிளாஸ்மா. இது 90 சதவீதம் தண்ணீராலும், மீதமுள்ள 10 சதவீதம் உணவுச் சத்துகள், கரைக்கப்பட்ட வாயுக்கள், ஹார்மோன்கள், நோயெதிர்ப்பு அணுக்கள், என்சைம்கள் போன்றவைகளைக் கொண்டதாகவும் அமைந்திருக்கிறது.

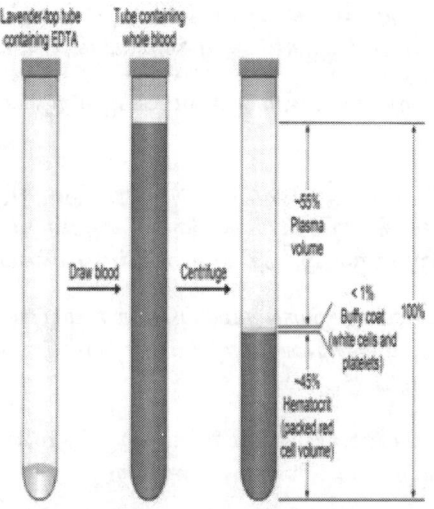

© PhysiologyWeb at www.physiologyweb.com

மொத்த இரத்தத்தில் சுமார் 3 லிட்டர் அளவுக்கு பிளாஸ்மா இருக்கலாம் என கணிக்கப்பட்டுள்ளது. இரத்தத்தின் தகவமைப்பு மற்றும் ஆற்றுப்படுத்தும் தன்மைகளை உருவாக்குவது பிளாஸ்மாதான். இரத்தம் உறைதலில் முக்கியப் பங்காற்றும் பைப்ரினோஜன் எனப்படும் இழைகள் பிளாஸ்மாவில்தான் இருக்கின்றன.

இரத்தம் உறைதல்

இரத்தத்தின் முக்கியத்துவம் கருதி, அதன் இழப்பைத் தடுப்பதற்காக நம் உடலால் ஏற்படுத்தப்பட்டிருக்கும் பாதுகாப்பு ஏற்பாடுதான் - இரத்தம் உறைதல்.

உடலில் உள்ள மொத்த இரத்தத்தில் 15 சதவீதம் வரை

வெளியேறிவிட்டால் கூட, உடலால் தன்னைத் தற்காத்துக் கொள்ள முடியும் என்று இரத்தவியல் அறிஞர்கள் கூறுகிறார்கள். சில அரிய நிகழ்வுகளில் உடலின் பெரும்பகுதி இரத்தம் வெளியேறிய பின்பும் கூட, உடல் தன்னைத் தற்காத்துக் கொண்டிருக்கிறது.

இரத்தம் செல்லும் பொதுவான பாதைகளில் இருந்து வேறுபட்டு, உடலிற்கு வெளியே போவதை இரத்த வெளிப்பாடு (ஹெமரேஜ்) என்று கூறுகிறார்கள். இப்படி வெளியேறும் இரத்தத்தின் அளவு அதிகமாக இருக்கும் போது, இதயத்திற்கு செல்ல வேண்டிய இரத்தம் அளவில் குறைவதால் அதன் அழுத்தம் பாதிக்கப்படுகிறது.

இரத்தம் உறைதல் எவ்வாறு நடைபெறுகிறது என்பதை அறிந்து கொள்ளலாம்.

1. காயம் ஏற்பட்டு இரத்தம் வெளியேறத் துவங்குகிறது. சிதைந்த இரத்த தட்டுகள் த்ரோம்போகைனேஸ் எனும் பொருளை வெளியிடுகின்றன. இதுதான் இரத்த உறைவின் துவக்கப் பணியாகும்.

2. பிளாஸ்மாவில் இருக்கும் ப்ரோத்ராம்பின் என்ற பொருள் தூண்டப்பட்டு, இரசாயன மாற்றம் ஏற்பட்டு, த்ராம்பின் என்ற பொருளாக மாறுகிறது.

3. இந்த த்ராம்பின் பிளாஸ்மாவில் இருக்கும் பைப்ரினோஜனை - இழை போன்ற பைப்ரினாக மாற்றுகிறது.

4. பைப்ரின் இழைகளால் காயம் ஏற்பட்டுள்ள பகுதி அடைக்கப்படுகிறது. நேரடியாக இரத்தத் தட்டுகளும் இப்பகுதியில் குவிந்து அடைப்பை ஏற்படுத்துகின்றன.

5. பைபிரின் இழைகள் உருவாகி, இரத்த செல்களைச் சுற்றி இறுக்கி கட்டும்போது, செல்களில் இருந்து சீரம் எனும் திரவம் வெளியாகிறது. இதன் வெளியேற்றத்தால் இரத்தம் உறைகிறது.

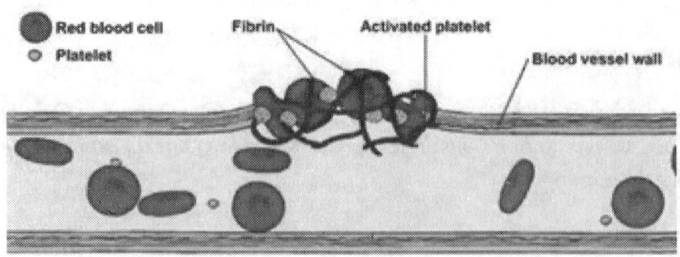

இரத்த உறைவு மேற்கண்டவாறு நடைபெறுகிறது. இதனை 12 நிலைகளாகப் பிரித்து, நவீன அறிவியலாளர்கள் விவரிக்கிறார்கள்.

இரத்தம் உறைதல் மட்டும் நடந்தால் போதுமா? காயம்பட்ட பகுதியை அடைக்கும் பணி ஒருபுறத்தில் நடந்து கொண்டிருக்கும் போதே, இரத்த வெளியேற்றத்தை தடுக்க இன்னொரு வேலையும் நடந்து கொண்டிருக்கும்.

உடலில் பாதிப்பு ஏற்பட்டவுடன், இரத்தத் தட்டுகள் செரடோனின் எனும் ஹார்மோனை உற்பத்தி செய்கின்றன. செரடோனின் உற்பத்தி ஆனவுடன், அது இரத்த குழாய்களின் மேல் வினைபுரிகிறது. இரத்தக் குழாய்கள் சுருங்கி, இரத்தம் வெளியேறுவதைத் தடுத்து விடுகிறது.

உடலின் பாதுகாப்பு ஏற்பாடுகளையும், தற்காத்துக் கொள்ளும் தன்மையையும் புரிந்து கொள்வதற்கு இரத்தம் உறைதல் ஒரு அற்புதமான உதாரணமாகும்.

இதயம்

இதயம் - உடல் இயக்கத்தின் மையமாகக் கருதப்படுகிறது. ஒரு மனிதனின் மூடிய கையளவு (முஷ்டி) தான் இதயத்தின் அளவு என்று கூறப்படுகிறது. சுமார் 300 கிராம் இதயத்தின் எடையாக இருக்கிறது.

இதயம் - மார்புக் கூட்டின் இடது பக்கமாக சரிந்து அமைந்துள்ளதால் இடது புறம் அமைந்துள்ளது என்று கூறுகிறோம். இதயத்தின் மேற்புரத்தில் இரத்தக் குழாய்களும், பின்புறம் முதுகெலும்பும் அமைந்துள்ளது. மார்புக் கூட்டில் நுரையீரலின் இரு பைகளுக்கு இடையில் பாதுகாப்பான விதத்தில் இதயம் அமைந்துள்ளது.

இதயத்தின் மேலுறையை உள் உறை, நடு உறை, வெளி உறை என அழைக்கப்படும் மூன்று உறைகளாக பிரிக்கிறார்கள். முழு இதயத்தையும் மூடிக் கொண்டிருக்கும் சவ்வு அமைப்பை பெரிகார்டியம் என்று அழைக்கிறார்கள். அக்குபங்சர் மருத்துவத்தில் கூறப்படும் பெரிகார்டியம் என்பது இதயத்தைச் சுற்றியுள்ள கண்ணுக்குத்தெரியாத வெப்பத் திரையைக் குறிக்கிறது. பிற்காலத்தில், நவீன அறிவியலால் இதய உறை கண்டுபிடிக்கப்பட்டபோது, பழைய சொல்லான பெரிகார்டியமே பயன்படுத்தப்பட்டது. ஆனால், நவீன பெரிகார்டியம் என்பது சவ்வாலான அமைப்பைக் குறிக்கிறது.

இரத்தக் குழாய்கள்

உடல் முழுவதும் இரத்தத்தை எடுத்துச் செல்லும் இரத்தக் குழாய்களை அவற்றின் தன்மை மற்றும் அளவைக்கொண்டு மூன்றாகப் பிரித்து புரிந்து கொள்ளலாம்.

1. தமணிகள்

2. சிரைகள்

3. நுண்குழல்கள்

தமணிகள்

தமணிகள் இதயத்திலிருந்து உறுப்புகளுக்கு இரத்தத்தை எடுத்துச் செல்லும் குழாய்கள் ஆகும். இக்குழாய்கள் தடித்த சுவர்களுடன் காணப்படுகின்றன. இரத்தத்தை உள்ளுறுப்புகளுக்குக் கொண்டு செல்வதற்காக உறுப்புகளின் உட்பகுதியில் தமணிகள் சிறியதாகப் பிரிந்து செல்கின்றன. இந்த கிளைத் தமணிகளை நுண் தமணிகள் என்று அழைப்பார்கள்.

இந்த நுண் தமணிகளின் மிகச்சிறிய பிரிவுகளே தந்துகிகள் அல்லது நுண்குழல்கள் என அழைக்கப்படும் கேப்பிலரிஸ் ஆகும்.

பொதுவாக தமணிகள் சுத்திகரிக்கப்பட்ட இரத்தத்தை எடுத்துச் செல்கின்றன.

சிரைகள்

உறுப்புகளில் இருந்து இரத்தத்தை இதயத்திற்கு எடுத்துச்செல்லும் இரத்தக் குழாய்களுக்கு சிரைகள் என்று பெயர். தமணிகளைப் போன்றே சிரைகளும் தடித்த சுவர்களுடன் காணப்படுகின்றன.

தமணிகளுக்கும், சிரைகளுக்கும் இரு முக்கிய வேறுபாடுகள் இருக்கின்றன.

1. பொதுவாக தமணிகளில் சுத்திகரிக்கப்பட்ட இரத்தம் எடுத்துச் செல்லப்படுகிறது. சிரைகளில் சுத்திகரிக்கப்பட வேண்டிய அசுத்த இரத்தம் எடுத்துச் செல்லப்படுகிறது.

2. தமணிகளில் இரத்தம் எந்தத் தடையும் இல்லாமல் இயல்பாகச் செல்கிறது. ஆனால், சிரைகளில் வால்வுகள் அமைந்திருக்கின்றன.

இரத்தம் ஓடுகிற திசை நோக்கி மட்டுமே திறக்கும் தன்மையில் இந்த வால்வுகள் அமைந்துள்ளன.

சிரைகளின் மிகச்சிறிய பகுதி நுண்சிரை என்று அழைக்கப்படுகிறது. நுண் சிரைகள் இன்னும் சிறியவைகளாகப் பிரிந்து நுண்குழல்கள் அல்லது தந்துகிகள் என்று அழைக்கப்படுகின்றன.

நுண்குழல்கள் / தந்துகிகள்

தமணிகளுக்கும் நுண்குழல்களுக்குமான மிக முக்கிய வேறுபாடு அதன் அளவு மட்டுமல்ல. தமணிகள் இதயத்தில் இருந்து தூரமாகப் போகும்போது அளவு குறைந்துகொண்டே செல்லும். ஆனால், நுண்குழல்கள் உடல் முழுவதும் ஒரே அளவிலேயே காணப்படுகின்றன.

தமணி இரத்தத்தையும், சிரை இரத்தத்தையும் பரிமாறிக் கொள்ளும் இடம் நுண்குழல்கள் ஆகும். தமணியும் நுண் குழல்களில்தான் முடிவடைகிறது. சிரையும் நுண்குழல்களில்தான் முடிவடைகிறது. இரத்தத்திற்கும் செல்களுக்குமான பரிமாற்றத்தை நுண்குழல்களே செய்கின்றன. இரத்தத்தின் வழியாக வரும் உயிர்க்காற்று மற்றும் உணவுச் சத்துகளை நுண்குழல்கள் செல்களுக்கு அளிக்கின்றன. அதே நேரத்தில், செல்களில் உள்ள கழிவுகளைப் பெற்றுத் திரும்புகின்றன.

தமணி இரத்தத்தை எடுத்துச் செல்லும் நுண்குழல்கள், சிரை இரத்தத்தை எடுத்துத் திரும்புகின்றன.

இதயத்தின் அமைப்பும், செயலும்

இதயத்தில் நான்கு அறைகள் உள்ளன. இதயம் நடுச்சுவரால் வலது, இடது என இரண்டாகப் பிரிக்கப்படுகிறது. இந்த இரண்டு பகுதிகளுக்கும் எந்தத் தொடர்பும் இல்லை.

சுத்த இரத்தத்தையும், அசுத்த இரத்தத்தையும் கலக்க விடாமல் வலது, இடது எனப் பிரிக்கும் நடுச்சுவர் பாதுகாக்கிறது.

வலது, இடது இருபகுதிகளிலும் உள்ள மேலறைகள் ஏட்ரியம் அல்லது ஆரிக்கிள் என்று அழைக்கப்படுகின்றன. அதேபோல, கீழ் அறைகள் வெண்ட்ரிக்கிள் என்று அழைக்கப்படுகின்றன. ஆக, இதயம் வலது ஆரிக்கிள், வலது வெண்ட்ரிக்கிள், இடது ஆரிக்கிள், இடது வெண்ட்ரிக்கிள் என நான்கு அறைகளாக அமைந்திருக்கிறது.

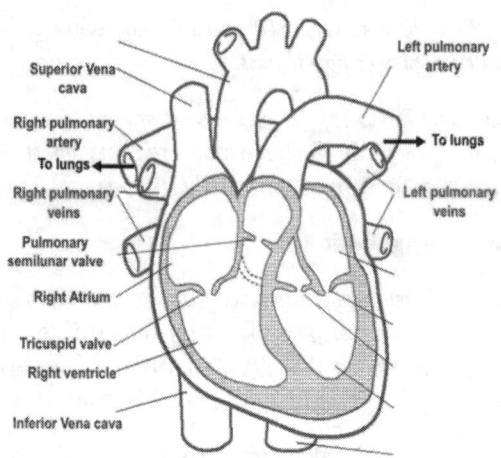

இதயம் ஆறு வித வால்வுகளைக்கொண்டு, இரத்தத்தை இயக்குகிறது. இந்த வால்வுகள் இரத்தத்தின் திசையை நிர்ணயிக்கின்றன.

இதயத்தின் வால்வுகள்

1. மேல் பெருஞ்சிரை மற்றும் கீழ்ப்பெருஞ்சிரை வால்வுகள்

2. நுரையீரல் சிரை வால்வு

3. மகாதமணி வால்வு

4. நுரையீரல் தமணி வால்வு

5. வலது ஆரிக்கிளுக்கும், வலது வெண்ட்ரிக்கிளுக்கும் இடையில் உள்ள மூவிதழ் வால்வு.

6. இடது ஆரிக்கிளுக்கும், இடது வெண்ட்ரிக்கிளுக்கும் இடையில் உள்ள ஈரிதழ் வால்வு.

இதயத்தின் இயக்கம்

1. உடல் முழுவதும் இருந்து வந்து சேர்கிற அசுத்த இரத்தம் மேல், கீழ் பெருஞ்சிரைகளின் மூலமாக வலது ஆரிக்கிளுக்குள் செல்கிறது. இப்போது வலது ஆரிக்கிள் சுருங்கி - வலது வெண்ட்ரிக்கிளுக்குள் அசுத்த இரத்தத்தை அனுப்புகிறது. வலது வெண்ட்ரிக்கிள் சுருங்கி, அசுத்த இரத்தத்தை நுரையீரல் தமணிக்குள் அனுப்புகிறது.

நுரையீரல் தமணியின் வழியாக அசுத்த இரத்தம் உயிர்க்காற்றைப் பெற்றுக் கொள்வதற்காக - நுரையீரலை நோக்கிச் செல்கிறது. இதனை நுரையீரல் இரத்த ஓட்டம் என்று அழைக்கிறார்கள்.

2. நுரையீரலில் சுத்தம் செய்யப்படுகிற இரத்தமானது நுரையீரல் சிரைகள் மூலமாக இதயத்தின் இடது ஆரிக்கிளுக்குள் வந்து சேர்கிறது. இடது ஆரிக்கிள் சுருங்கி - சுத்த இரத்தத்தை இடது வெண்ட்ரிக்கிளுக்குள் செலுத்துகிறது. இடது வெண்ட்ரிக்கிள் வழியாக சுத்த இரத்தமானது மகாதமணி வழியாக உடலின் அனைத்துப் பகுதிகளுக்கும் செல்கிறது. இது பொது இரத்த ஓட்டம் என்று அழைக்கப்படுகிறது.

3. இரைப்பை, சிறுகுடல், பெருங்குடல், மண்ணீரல், கணையம், பித்தப்பை போன்றவற்றில் இருந்து பெறப்படும் அசுத்த இரத்தத்தை போர்ட்டல் சிரை எடுத்துச் செல்கிறது. இந்தப் போர்ட்டல் சிரை பல சிறிய கிளைகளாகப் பிரிந்து, கல்லீரலுக்குள் செல்கிறது. சிரையில் ஓடும் அசுத்த ரத்தமானது பொது இரத்த ஓட்டத்திற்குச் செல்வதற்கு முன்னால் கல்லீரல் வழியாகச் செல்கிறது. இந்த இரத்த ஓட்டம் கல்லீரல் இரத்த ஓட்டம் என்று அழைக்கப்படுகிறது.

... மனித உடலின் நிர்வாக ரீதியான பேரறிவைப் புரிந்துகொள்ள உடலின் இரத்த ஓட்டத்தைப் புரிந்துகொள்வது அவசியமானதாகும்.

5

எலும்பு மண்டலம்

எலும்புகளைப் பற்றி விரிவாகப் படிக்கும் உடற்கூறியலின் ஒரு பகுதி எலும்பியல் என்றும், மூட்டுகளைப் பற்றி விவரிக்கும் பகுதி பொருத்தியல் என்றும் அழைக்கப்படுகிறது.

எலும்பு மண்டலம் உடலின் ஆதாரமாகவும், உருவத்தை நிர்ணயிக்கும் காரணியாகவும் விளங்குகிறது. இவ்விரு மண்டலங்கள் குறித்தும் இப்பாடத்தில் விரிவாகப் பார்க்கலாம்.

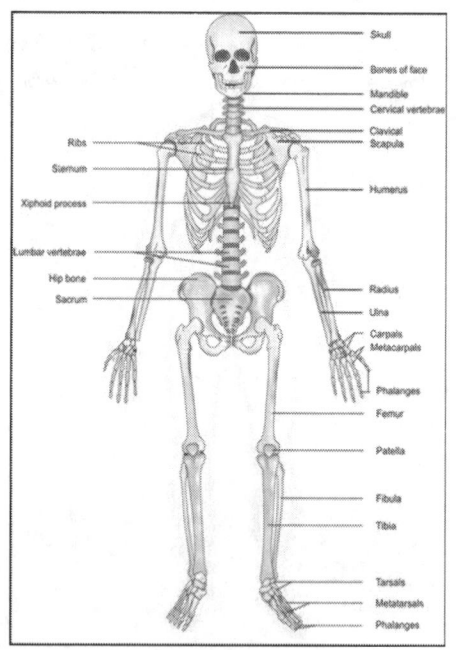

எலும்புகள்

நம் உடலுக்கு அடிப்படை வடிவத்தைத் தரும் மைய அச்சாகத் திகழ்வது - எலும்புகள்தான். மனித எலும்புக்கூடு பல வகை எலும்புகளாலும், அவற்றின் இணைப்பாலும் உருவானதாகும். தனித்தனி எலும்புகளை எலும்புகள் என்றும், ஒன்றுக்கும் மேற்பட்ட எலும்புகளின் இணையும் பகுதியை மூட்டுகள் அல்லது பொருத்துகள் என்றும் அழைக்கிறோம்.

உடலில் உள்ள எல்லா திசுக்களிலும் கடினமான திசுவாக இருப்பது - எலும்புகள்தான். எலும்புகளில் 50 சதவீதம் தண்ணீராலும், 25 சதவீதம் சுண்ணாம்பு வகையான கால்சியம் பாஸ்பேட்டாலும், மீதமுள்ள 25 சதவீதம் செல் பொருட்களாலும் நிரப்பப்பட்டுள்ளன.

அக்குபங்சர் மருத்துவத்தில் எலும்புகளை உருவாக்குவதும், பராமரிப்பதும் நீர் மூலகமாகும்.

எலும்பின் அமைப்பு

எலும்பின் உள் அமைப்பை புரிந்துகொள்ள - அதன் வெட்டப்பட்ட குறுக்குவெட்டுத் தோற்றமே பயன்படுகிறது.

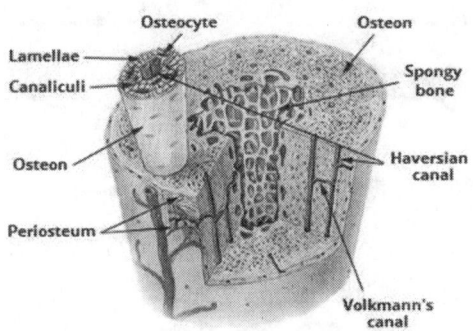

வெட்டப்பட்ட எலும்பின் மத்தியப் பகுதியில் உள்ள துளை மத்தியக் கால்வாய் என்று அழைக்கப்படுகிறது. இந்த மத்தியக் கால்வாயைச் சுற்றியுள்ள பகுதியில் இரத்தம், இரத்த நாளங்கள், செல்கள் ஆகியவை வட்டமாக அமைந்திருக்கும். அதன், மேற்பகுதியில் எலும்புசெல்கள் அமைந்துள்ளன. இதற்கு லாகுனா என்று பெயர். கடற்பஞ்சு போன்று காற்று இடைவெளிகளுடன் எலும்பு அமைந்திருக்கும். இந்த இடைவெளிகளின் பெயர் - லாமெல்லா.

ஒவ்வொரு எலும்பு செல்லும் மத்தியக் கால்வாயுடன் தொடர்பில் இணைந்திருக்கும். ஒவ்வொரு எலும்பைச் சுற்றிலும் மெல்லிய தோலொன்று படர்ந்திருக்கும். இதன் பெயர் - பெரி ஆஸ்டியம்.

எலும்புகளின் வகைகள்

உடலில் உள்ள எலும்புகள் அவை அமைந்திருக்கும் பகுதியின் தன்மைக்கேற்ப வடிவம் பெற்றுள்ளன. எலும்புகளின் வடிவத்தைப் பொறுத்து பல வகைகளாகப் பிரிக்கப்பட்டுள்ளன.

1. நீள் எலும்புகள்
2. சிறிய எலும்புகள்
3. தகடு எலும்புகள்
4. செசமாய்டு எலும்புகள்
5. ஒழுங்கற்ற எலும்புகள்

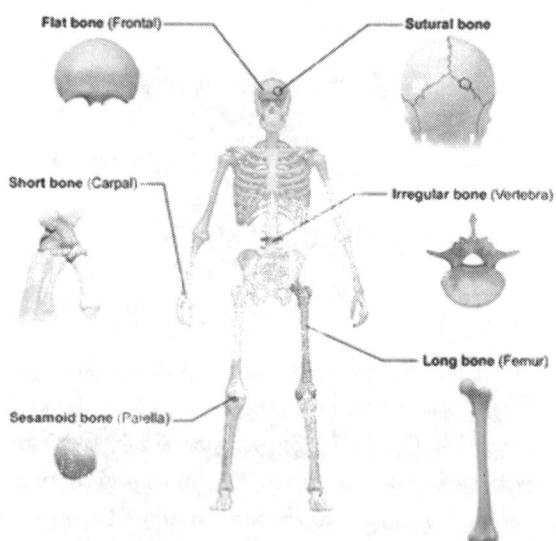

Classification of Bones by Shape

நீள் எலும்புகள்

இவை மிக நீண்ட அமைப்பைக் கொண்டவை. கை எலும்பு, முன் கை எலும்பு, கால் எலும்பு, தொடை எலும்பு போன்றவை நீள் எலும்புகளுக்கான உதாரணங்களாகும்.

சிறிய எலும்புகள்

இவை அளவில் சிறியவைகளாகக் காணப்படுகின்றன. உள்ளங்கை எலும்புகள், பாத எலும்புகள், விரல் எலும்புகள், கணுக்கால் எலும்புகள், மணிக்கட்டு எலும்புகள் போன்ற பகுதிகளில் சிறிய எலும்புகள் அமைந்துள்ளன.

தகடு எலும்புகள்

இவை தட்டையான, தகடு போன்ற வடிவத்தைப் பெற்றுள்ளன. மண்டை ஓடு, மார்பு எலும்பு, இடுப்பு எலும்பு ஆகியவை தகடு எலும்புகளுக்கான உதாராணங்கள் ஆகும்.

செசமாய்டு எலும்புகள்

இவை சிரட்டை போன்ற வடிவத்தைக் கொண்டவைகளாகக் காணப்படுகின்றன. சிரட்டை எலும்புகள் மூட்டுப் பகுதிகளில் அமைந்துள்ளன.

ஒழுங்கற்ற எலும்புகள்

மேற்கண்ட நான்கு வகை எலும்புகள் தவிர, ஒரே விதமான வடிவத்தில் இல்லாத எலும்புகள் ஒழுங்கற்ற எலும்புகள் என்று அழைக்கப்படுகின்றன. முதுகெலும்பு, தண்டு வடம் போன்றவற்றில் அமைந்திருக்கும் எலும்புகள் இவ்வகையைச் சேர்ந்தவையாகும்.

எலும்புகளின் வளர்நிலைகள்

நம் உடலில் உள்ள எலும்புகள் மூன்று நிலைகளில் வளர்ச்சி அடைகின்றன. தாயின் கர்ப்பப்பைக்குள் உருவாகும் எலும்புக்கூட்டின் ஆரம்ப நிலையை - படல நிலை என்று அழைக்கிறார்கள். மிக மிருதுவான எலும்புக்கூட்டினால் ஆன இது படல எலும்புக்கூடு என்று அழைக்கப்படுகிறது.

கருக்குழந்தையின் வளர்ச்சியில் படல எலும்புகள் மிருதுவான எலும்புகளாக மாறுகின்றன. இந்த மிருதுவான எலும்புகள் உருவாகும்

நிலையை குருத்தெலும்பு நிலை என்று அழைக்கிறார்கள். நம் காதுமடல்களில் அமைந்துள்ள வளையும் தன்மையுள்ள எலும்புகள் தான் குருத்தெலும்புகளுக்கான உதாரணம்.

கரு வளர்ச்சியிலேயே சில மாதங்களில் குருத்தெலும்புகள் கடின எலும்புகளாக மாறுகின்றன. இதுவே எலும்பு நிலை என்று அழைக்கப்படுகிறது.

ஒவ்வொரு எலும்பும் படல நிலை, குருத்தெலும்பு நிலை மற்றும் எலும்பு நிலை ஆகிய நிலைகளில் முழு எலும்பாக மாறுகிறது.

எலும்புக் கூட்டின் பயன்கள்

1. நம் உடலுக்கு எலும்புக்கூடு வடிவத்தை அளிக்கிறது.

2. உறுதியான உடலமைப்பிற்கு எலும்புக்கூடே காரணமாக அமைகிறது.

3. உடல் இயக்கத்திற்குக் காரணமான தசைகள் - எலும்புகளின் அமைப்பு அடிப்படையிலேயே உருவாக்கப்பட்டிருக்கின்றன.

4. எலும்புகளின் மிக முக்கியப் பணி உடலையும், அதன் உள்ளுறுப்புகளையும் பாதுகாப்பது. மண்டையோடு மூளையையும், மார்புக்கூடு இதயம் மற்றும் நுரையீரலையும், இடுப்பு எலும்புகள் சிறுநீரகத்தையும் பாதுகாப்பது உதாரணங்களாகும்.

5. எலும்புகளின் உட்பகுதியில் அமைந்திருக்கும் எலும்பு மஜ்ஜைகளில் இருந்துதான் இரத்தத்தின் முக்கியப் பகுதிகள் உருவாகின்றன.

6. உடலின் அசைவிற்கும், இயக்கத்திற்கும் எலும்பு இணைப்புகளான மூட்டுகளே பயன்படுகின்றன.

கபால எலும்புகள்

கபால எலும்புகள் இருபத்தி இரண்டு ஆகும். இவை மண்டை ஓட்டில் எட்டு, முகத்தில் பதினான்கு என அமைந்துள்ளன.

மண்டை ஓட்டில் தனி எலும்புகளாக நான்கும், இரட்டை எலும்புகளாக இரண்டும் ஆக எட்டு எலும்புகள் அமைந்துள்ளன. அதே போல, முக எலும்புகளில் இரட்டை எலும்புகள் ஆறும், தனித்த எலும்புகள் இரண்டும் ஆக பதினான்கு எலும்புகள் அமைந்துள்ளன.

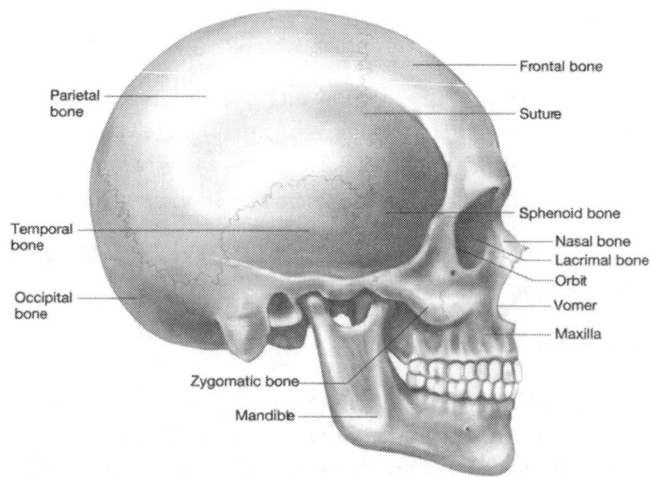

கபாலத்தில் உள்ள காற்று இடைவெளிகள் சைனஸ் என்று அழைக்கப்படுகின்றன. கண்கள் அமைந்துள்ள பகுதியின் இடைவெளிகள், மேல்தாடை எலும்பிலுள்ள இடைவெளிகள், மூக்குப்பள்ள இடைவெளி மற்றும் சிறு சிறு இடைவெளிகளும் காணப்படுகின்றன.

மார்புக்கூடு

மார்புக்கூடு பகுதி உடலின் மிக முக்கியமான உள்ளுறுப்புகளை பாதுகாக்கும் அமைப்பாக செயல்படுகிறது. மார்புக்கூடானது முன்புறமாக மார்பெலும்பாலும், பக்கவாட்டில் விலா எலும்புகளாலும், பின்புறத்தில் முதுகெலும்பாலும் சூழப்பட்டுள்ளது.

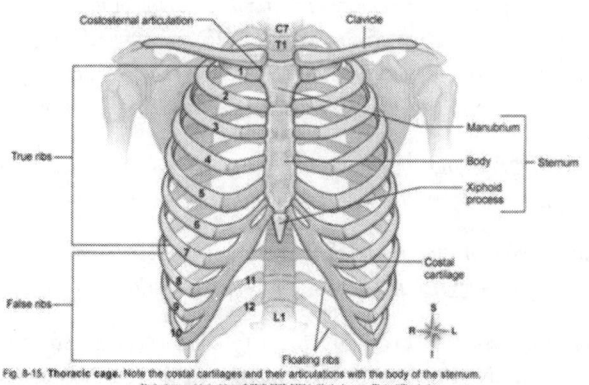

Fig. 8-15. Thoracic cage. Note the costal cartilages and their articulations with the body of the sternum.

மார்பெலும்பு

மார்பெலும்பு - கழுத்து எலும்பிலிருந்து துவங்குகிறது. நம் கழுத்துப் பகுதியின் கீழ் மார்புக்கூட்டிற்கு மேல் அமைந்துள்ள அரிவாள் வடிவ எலும்புகள்தான் கழுத்து எலும்புகள் (Clavicle bone) என அழைக்கப்படுகின்றன. இக்கழுத்து எலும்புகள் இணையும் மைய எலும்புதான் மார்பெலும்பு (Sternum) என அழைக்கப்படுகிறது.

மார்பெலும்பில் இருந்து இரு பக்கமும் பன்னிரெண்டு சோடி விலா எலும்புகள் அமைந்துள்ளன.

விலா எலும்புகள்

விலா எலும்புகள் மார்பெலும்பில் துவங்கி பின்புறமாக முதுகெலும்பில் முடிவடைகின்றன. ஒவ்வொரு பக்கத்திலும் பன்னிரெண்டு என்ற எண்ணிக்கையில் மொத்தம் இருபத்தி நான்கு எலும்புகள் அமைந்துள்ளன.

இவற்றில் முதல் ஏழு சோடி விலா எலும்புகள் சாதாரண விலா எலும்புகள் என்றும், உண்மையான விலா எலும்புகள் என்றும் அழைக்கப்படுகின்றன. இந்த ஏழு சோடி எலும்புகளும் நேரடியாக மார்பெலும்போடு இணைவதால் இப்படி அழைக்கப்படுகிறது.

மீதமுள்ள ஐந்து சோடி விலா எலும்புகள் (8 இல் இருந்து 12 வரை) மார்பெலும்புடன் இணையாமல் தொங்கிக் கொண்டிருக்கின்றன. எனவே இவை அசாதாரண விலா எலும்புகள் என்றும், போலி விலா எலும்புகள் என்றும் அழைக்கப்படுகின்றன.

மார்பெலும்புடன் இணைந்துள்ள கடைசி எலும்பான ஏழாவது விலா எலும்புடன் - எட்டாவது விலா எலும்பு இணைந்துள்ளது. எட்டாவது விலா எலும்புடன் - ஒன்பதாவது விலா எலும்பும், ஒன்பதாவது விலா எலும்புடன் பத்தாவது விலா எலும்பும் இணைந்துள்ளன.

பதினொன்று மற்றும் பன்னிரெண்டாம் விலா எலும்புகள் எந்த எலும்புடனும் இணையாமல் தனியாகத் தொங்கிக் கொண்டுள்ளன.

அசாதரண விலா எலும்புகளில் கடைசி இரண்டு விலா எலும்புகள் மிதக்கும் விலா எலும்புகள் என்று அழைக்கப்படுகின்றன.

ஒவ்வொரு விலா எலும்பிற்கு இடையிலும் விலா இடைத் தசைகள் அமைந்துள்ளன. மார்பெலும்புடன் இணைக்கப்பட்டுள்ள

விலா எலும்புகள் குருத்தெலும்பினால் இணைக்கப்பட்டுள்ளன. குருத்தெலும்புகள் அமைந்துள்ளதால் விலா எலும்புகள் அசையும் தன்மையைப் பெற்றிருக்கின்றன. மூச்சு விடும்போது நெஞ்சுப்பகுதி சுருங்கி, விரிவதற்கு இவ்வெலும்புகள் உதவுகின்றன.

முதுகெலும்புகள்

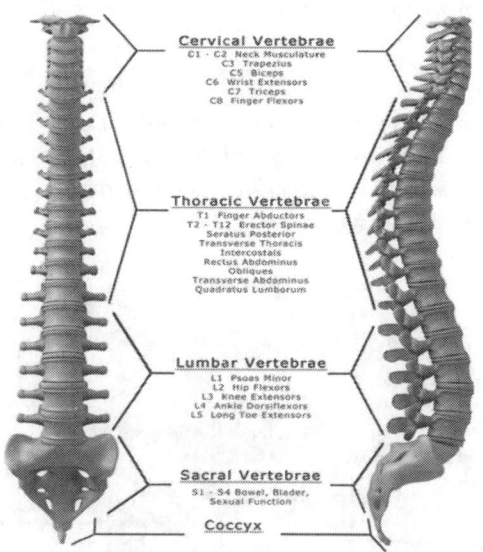

முதுகெலும்புதான் முழு உடலின் மைய அச்சாக செயல்படுகிறது. முதுகெலும்புகள் முள்ளெலும்புகளால் ஆனவை. மொத்தம் 33 முள்ளெலும்புகள் முதுகுத்தண்டில் காணப்படுகின்றன.

கழுத்து முள்ளெலும்பு ஏழும், முதுகு முள்ளெலும்பு பன்னிரெண்டும், இடுப்பு முள்ளெலும்பு ஐந்தும், திரிக எலும்பு ஐந்தும், வால் பகுதி எலும்பு நான்கும் மொத்தம் 33 எலும்புகள் அமைந்துள்ளன. இதில் வயது வந்த நபர்களுக்கு திரிக எலும்புகளும், வால் பகுதி எலும்புகளும் ஒன்றாக இணைந்து காணப்படுகின்றன.

முள்ளெலும்புகளில் அசையும் முள்ளெலும்புகளாக முதல் 24 எலும்புகள் அமைந்துள்ளன. கழுத்து முள்ளெலும்பு, முதுகு முள்ளெலும்பு, இடுப்பு முள்ளெலும்பு ஆகிய இருபத்தி நான்கு எலும்புகள் அசையும் தன்மையோடு அமைந்துள்ளன.

மீதமுள்ள ஒன்பது முள்ளெலும்புகள் அசையா எலும்புகளாக அமைந்துள்ளன. இந்த முள்ளெலும்புத் தொடரைத்தான் முதுகுத்தண்டு என்ற பெயராலும் அழைக்கிறோம்.

முதுகுத்தண்டின் கழுத்துப்பகுதி, முதுகுப் பகுதி, இடுப்புப் பகுதி, திரிக - வால் பகுதிகள் ஆகிய நான்கு பகுதிகளில் முள்ளெலும்புத் தொடர் வளைந்து காணப்படுகிறது. ஒவ்வொரு வளைவும் அதன் அமைவிடத்திற்கு ஏற்ப மாற்றத் தோடு அமைந்துள்ளது.

இடுப்பு அறை

மார்புக்கூடு போன்ற தனித்த அறையாக இடுப்பு அறை அமைந்துள்ளது. இது முன்பக்கமும், பக்கவாட்டிலும் இடுப்பு எலும்புகளாலும், பின் பக்கமாக முதுகெலும்பின் இறுதிப் பகுதிகளாலும் சூழப்பட்டுள்ள அறையாக இது அமைந்துள்ளது.

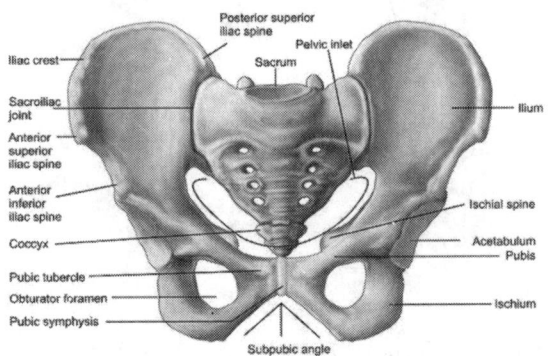

இடுப்பு எலும்பானது பாலிகம் (ILEUM), மேகனம் (PUBIS), ஆசனம் (ISCHIUM) ஆகிய எலும்புகளால் ஆனது.

கைகளின் எலும்புகள்

தோள் பட்டையில் இருந்து நீளும் எலும்புகள் கை எலும்புகள் என்று அழைக்கப்படுகின்றன. இவை கழுத்து எலும்பு, வாகெலும்பு, மேல்கை எலும்பு, முன்கை எலும்புகள், மணிக்கட்டு எலும்புகள், உள்ளங்கை மற்றும் விரல் எலும்புகள் ஆகிய எலும்புகளின் கூட்டு ஆகும்.

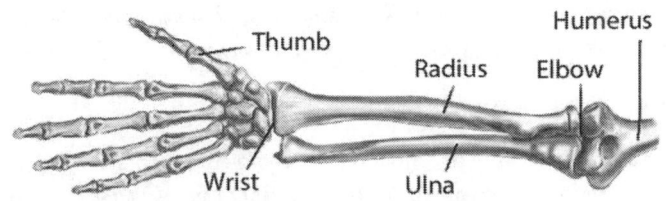

தோள் பட்டை எலும்புகள்

தோள் பட்டையின் முன்புறம் நாம் ஏற்கனவே பார்த்த கழுத்து எலும்புகளாலும், பின்புறம் பிடரியின் கீழ்ப் பக்கங்களில் அமைந்துள்ள வாகெலும்புகளாலும், அதன் நீட்சி மேல் கை எலும்பாலும் ஆனது.

முதுகுப்புறம் அமைந்துள்ள பிடரியின் கீழ்ப்பகுதிதான் வாகெலும்பு. இருபுறமும் அமைந்துள்ள வாகெலும்புகள் தகடு எலும்புகளால் ஆனவை.

மேற்கை எலும்புகள் - புய எலும்புகள் என்று அழைக்கப்படுகின்றன. தோள் பட்டையின் மூட்டில் இருந்து, முன்கை எலும்புகள் வரை நீளும் மேற்கை எலும்பு நீள் எலும்பு வகையைச் சேர்ந்தது.

முன்கை எலும்புகள்

ஒவ்வொரு முன்கை எலும்பும் இரண்டு எலும்புகளால் ஆனது. இவை ரேடியஸ் மற்றும் அல்நா எலும்புகள் என்று அழைக்கப்படுகின்றன. இவை முழங்கை மூட்டில் துவங்கி, மணிக்கட்டு மூட்டில் முடிவடைகின்றன.

மணிக்கட்டு எலும்புகள்

மணிக்கட்டுப் பகுதியில் மேல் வரிசையில் நான்கு எலும்புகளும், கீழ் வரிசையில் நான்கு எலும்புகளும் மொத்தம் எட்டு எலும்புகள் அமைந்துள்ளன. இவை சிறிய வகை எலும்புகள் ஆகும்.

உள்ளங்கை மற்றும் விரல் எலும்புகள்

உள்ளங்கைப் பகுதியில் நான்கு நீள எலும்புகள் அமைந்துள்ளன. இவை மணிக்கட்டு மூட்டில் துவங்கி, விரல் மூட்டுகளில் முடிவடைகின்றன.

விரல் எலும்புகள் மொத்தம் பதினான்கு அமைந்துள்ளன. பெரு விரலில் இரண்டு எலும்புகளும், எஞ்சியுள்ள நான்கு விரல்களில் தலா

மூன்று எலும்புகளும் ஆக பதினான்கு எலும்புகள் அமைந்துள்ளன. இவை அனைத்துமே நீள எலும்புகள் வகையைச் சேர்ந்தவை.

கால்களின் எலும்புகள்

கால்களின் எலும்புகள் இடுப்பு அறையில் துவங்கி, பாதங்களில் முடிவடைகிறது. இவை இடுப்பு எலும்புகள், தொடை எலும்பு, கீழ்க்கால் எலும்புகள், கணுக்கால் எலும்புகள், உள்ளங்கால் எலும்புகள், விரல் எலும்புகள் ஆகியவற்றின் தொகுப்பு ஆகும்.

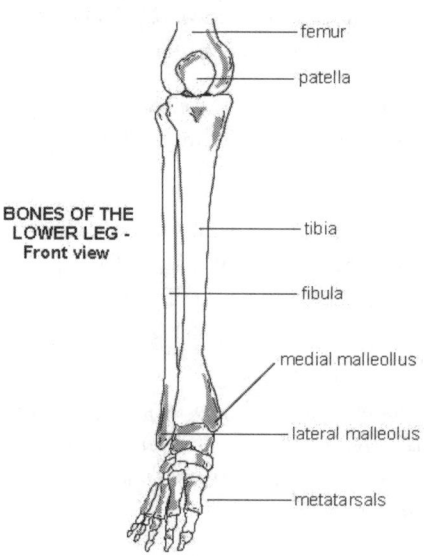

இடுப்பு எலும்பு மற்றும் தொடை எலும்புகள்

இடுப்பு அறை பகுதியில் இருக்கும் இடுப்பு எலும்பு பற்றி ஏர்கனவே பார்த்துள்ளோம். இடுப்பு எலும்பில் துவங்கும் தொடை எலும்பு நீள் வகை எலும்பாகும். இது மூட்டு எலும்புடன் இணைகிறது.

கீழ்க்கால் எலும்புகள்

மூட்டுப் பகுதியில் துவங்கி, கணுக்கால் வரை அமைந்துள்ள எலும்புகள் கீழ்க்கால் எலும்புகள் என்று அழைக்கப்படுகின்றன. இவை ஃபிபுலா, டிபியா என்ற இரு எலும்புகளால் ஆனது.

கணுக்கால், உள்ளங்கால் மற்றும் விரல் எலும்புகள்

கணுக்கால் பகுதி சிறிய எலும்புகள் ஏழினால் அமைக்கப்பட்டுள்ளது. உள்ளங்கால் எலும்புகள் விரலுக்கு ஒன்று என்ற வீத்ததில் ஐந்து அமைந்துள்ளன. விரல் எலும்புகள் கையைப் போன்றே பெருவிரலில் இரு எலும்புகளும், ஏனைய நான்கு விரல்களில் தலா மூன்று வீதம் மொத்தம் பதினான்கு எலும்புகளும் அமைந்துள்ளன.

மூட்டுகள்

ஒன்றுக்கு மேற்பட்ட எலும்புகள் இணைந்து உருவாகும் அமைப்பே மூட்டுகளாகும். இவை அசையும் மூட்டுகள், அசையாத மூட்டுகள் என இருவகைப்படும்.

அசையும் மூட்டுகள் சிறிதாக அசையும் மூட்டுகள் மற்றும் முழுமையாக அசையும் மூட்டுகள் என இரு வகையாகப் பிரிக்கப்படுகின்றன.

முதுகெலும்பு சிறிதளவு அசையும் மூட்டிற்கான உதாரணம். முழுமையாக அசையும் மூட்டுகள் இடுப்பு மூட்டு, தோள் மூட்டு, முழங்கால் - முழங்கை மூட்டுகள், மணிக்கட்டு. கணுக்கால் மூட்டுகள் ஆகியவை முழுமையாக அசையும் மூட்டுகளுக்கான உதாரணங்களாகும்.

அசையா மூட்டிற்கு உதாரணம் நம் தலையில் அமைந்துள்ள மண்டை ஓடு ஆகும். பல எலும்புகளால் ஆனாலும் மண்டை ஓடு அசைவற்று இருப்பதால் அசையா மூட்டு என அழைக்கப்படுகிறது.

மூட்டுகளின் தன்மை

மூட்டுகளின் தன்மை அடிப்படையில் நான்கு வகையாகப் பிரிக்கப்பட்டிருக்கின்றன.

1. பந்து கிண்ண மூட்டு
2. கீல் மூட்டு
3. வழுக்கு மூட்டு
4. முளை மூட்டு

இவற்றில் பந்து கிண்ண மூட்டிற்கான உதாரணங்கள் இடுப்பு மற்றும் தோள் பகுதிகளாகும். பந்து கிண்ண மூட்டுகள் மேற்புற உயர்த்தும்

இயக்கம், பின்புறம் நீட்டும் இயக்கம், பக்க வாட்டில் உயர்த்தும் இயக்கம், உட்புறம் மடக்கும் இயக்கம், வெளிப்புற சுற்றியக்கம், உட்புற சுற்றியக்கம் ஆகிய இயக்கங்களைப் பெற்றிருக்கிறது. இவை அமைந்திருக்கும் இடங்களின் தன்மைக்கேற்ப சிறு சிறு மாற்றங்களோடு பந்து கிண்ண மூட்டுகள் இயங்குகின்றன.

கீல் மூட்டுகள் ஒரே திசையில் இயங்கும் தன்மை கொண்டவை. முழங்கை, முழங்கால் மூட்டுகள் இதற்கான உதாரணங்கள் ஆகும். இவை நீட்டுதல், மடக்குதல் ஆகிய இயக்கங்களை மேற்கொள்கின்றன.

வழுக்கு மூட்டு எல்லா திசைகளிலும் அசையும் தன்மையைப் பெற்றிருக்கின்றன. இவ்வகை மூட்டுகள் மணிக்கட்டுப் பகுதியில் அமைந்திருக்கின்றன.

முளை மூட்டு எலும்பின் தலைப்பகுதியில் முளை போல அமைந்திருக்கிறது. இதற்கான உதாரணம் முதுகெலும்புத் தொடரின் மேற்பகுதியில் உள்ள அட்லஸ் எனும் பிடரி மூட்டு ஆகும். இது நான்கு புறமும் சுற்றும் தன்மை உள்ளது.

ஆண், பெண் எலும்புக் கூட்டின் வேறுபாடுகள்

1. ஓர் ஆணின் எலும்புக் கூடு, அதே நாட்டில் வாழும் பெண்ணின் எலும்புக் கூட்டினை விட வடிவத்திலும், உறுதியிலும் மேம்பட்டதாக அமைந்துள்ளது.

2. ஆணின் மண்டை ஓடு - பெண்ணின் மண்டை ஓட்டை விடப் பெரியது. அளவில் மட்டுமல்லாமல் எடையிலும் இதே வேறுபாடு தொடர்கிறது.

3. ஆணின் தோள்பட்டை அகலமாகவும், விரிந்தும் காணப்படுகிறது. பெண்ணின் தோள் பட்டை குறுகியும், குவிந்தும் காணப்படுகிறது.

4. பெண்ணின் இடுப்புப் பகுதி ஆணின் இடுப்புப் பகுதியை விடப் பெரியது.

5. இடுப்புப் பகுதியிலுள்ள குழிந்த பகுதி பெண்ணை விட, ஆணிற்கு ஆழமானதாக அமைந்திருக்கும்.

6

தசை மண்டலம்

தசைகளின் அமைப்பையும், அவற்றின் பணிகளையும் விவரிக்கும் உடலியலின் பகுதியே தசையியல் ஆகும். தசை மண்டலம் உடலின் இயக்கத்திற்கு துணை புரியும் ஒப்பற்ற அமைப்பாகும்.

ஒரு உடலிற்கு எலும்பு மண்டலம் உருவத்தை எவ்வாறு தருகிறதோ, அதேபோன்று உடலின் இயக்கத்தை தீர்மானிக்கும் மிக முக்கியமான அமைப்பே தசை மண்டலமாகும்.

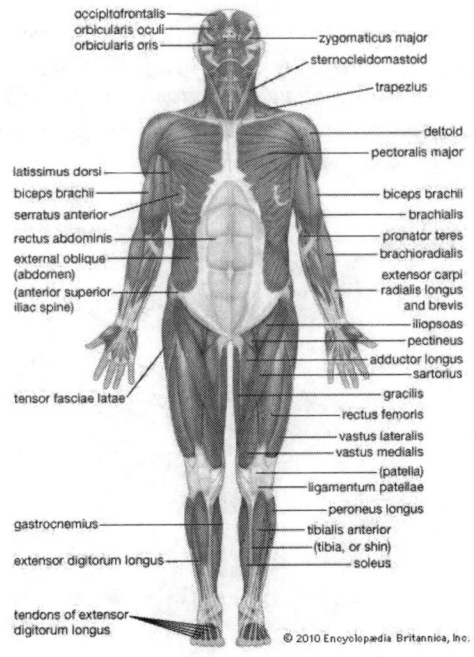

இயக்கத்தையும், அசைவையும் நம் உடலில் ஏற்படுத்துபவை எலும்பு, தசை, நரம்பு ஆகிய மண்டலங்களின் இணைவுதான்.

ஒன்றிற்கு மேற்பட்ட செல்கள் இணைந்து திசுக்களாகின்றன என்று ஏற்கனவே பார்த்தோம். அப்படி உருவாகிற திசுக்களின் கூட்டுதான் தசைகளாகக் காட்சியளிக்கின்றன.

ஓர் ஆணின் மொத்த உடல் எடையில் 43 சதவீதமும், ஒரு பெண் உடலில் 36 சதவீதமும் தசைகள் அமைந்திருப்பதாக சராசரி கணக்கீடுகள் கூறுகின்றன. உடலில் அமைந்துள்ள 200 க்கும் மேற்பட்ட எலும்புகளோடு இணைந்து, 600 க்கும்மேற்பட்ட தசைகள் இணைந்து உடலின் வடிவத்தை தீர்மானிக்கின்றன.

தசைகளின் தன்மை

தசைகளின் அடிப்படைப் பண்பு அவற்றின் சுருங்கி, விரியும் தன்மையே ஆகும். சுருங்குதலும், விரிதலும் இணைந்த இயக்கத்திற்கு தசைத்துடிப்பு என்று பெயர். வேதியியல் பொருட்கள், மின்சாரம் மற்றும் சுற்றுச்சூழல் காரணிகளால் தசைத் துடிப்பு தூண்டப்படுகிறது.

உயிருள்ள தசை மென்மையாகவும், மீள் தன்மை உடையதாகவும், ஒளி ஊடுருவும் தன்மையோடும் இருக்கிறது. உயிர் பிரிந்தவுடன் தசைகளின் சுருங்கி, விரியும் தன்மை மாறி - விறைத்ததாயும், ஒளி ஊடுருவ இயலாததாகாவும் மாறுகிறது. இது தசைகளின் விறைப்பு நிலை என்று அழைக்கப்படுகிறது.

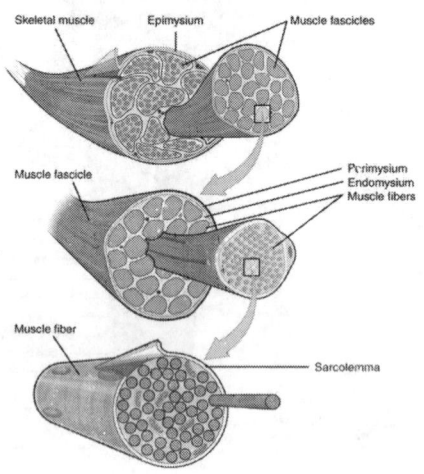

தசைகளிலும் - இரத்தத்தைப் போன்று பிளாஸ்மா எனும் மஞ்சள் திரவம் காணப்படுகிறது. இந்த பிளாஸ்மாவின் உறையும் தன்மைதான் - தசைகளுக்கு விறைப்புத்தன்மை ஏற்படக்காரணமாக உள்ளது.

தசைகளின் சுருங்கி, விரியும் தன்மை மற்றும் அதன் ஆற்றல் சுழற்சிக்கு கல்லீரல்தான் தலைமை உறுப்பு என்பதை அக்குபங்சர் மருத்துவம் விளக்குகிறது.

தசைகளின் வகைகள்

நம் உடலில் அமைந்துள்ள தசைகளை அவற்றின் செயல்பாடுகள் அடிப்படையில் மூன்று வகையாகப் பிரிக்கலாம்.

1. வரித்தசைகள்
2. வரியற்ற தசைகள்
3. இதயத் தசை

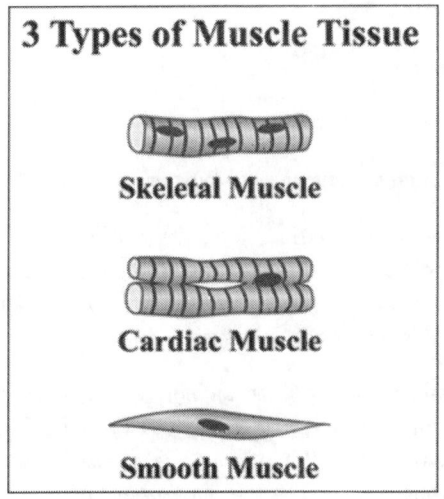

வரித்தசைகள்

வரித்தசைகளில் வரிவரியான அமைப்பு காணப்படுவதால் இவை வரித்தசைகளாகும். வரித்தசைகள் இயக்குத் தசைகள் என்ற பெயராலும் அழைக்கப்படுகின்றன. இவை நம்முடைய விருப்பத்திற்கு

ஏற்ப, நம்மால் அசைக்கப்படும் தசைகள் என்பதால் இப்பெயரால் அழைக்கப்படுகிறது. இவைகள் எலும்புகளுடன் இணைந்து அமைந்திருப்பதால் எலும்புத் தசைகள் என்றும் பெயர் பெற்றுள்ளன.

தலை, கை, கால்கள், நடு உடல் போன்றவற்றின் எல்லா தசைகளும் வரித்தசைகள் தான். ஒரு வரித்தசையானது ஏராளமான தசை இழைகளால் அமைக்கப்பட்டிருக்கிறது. தசை இழைகளின் பெயர் - மையோபைப்ரில்ஸ். ஒவ்வொரு தசை இழையைச் சுற்றியும் ஒரு மெல்லிய தசையுறை அமைந்திருக்கிறது. இதற்கு சார்க்கோலெம்மா என்று பெயர். தசை இழைகளின் வெளிப்பரப்பை ஒட்டி, ஒன்று அல்லது ஒன்றுக்கு மேற்பட்ட உட்கருக்கள் அமைந்திருக்கின்றன.

தசைகளின் இயக்கத்திற்கு அடிப்படைக் காரணமாக அமைவது நரம்புகளாகும்.

வரித்தசைகள் அவற்றின் வடிவத்தைப் பொறுத்து மூன்றாகப் பிரிக்கப்படுகிறது.

1. நீளமானவை
2. குட்டையானவை
3. அகலமானவை

நீளமான, குட்டையான மற்றும் அகலமான தசைகள்

கைகளிலும், கால்களிலும் அமைந்திருக்கிற தசைகள் நீளமான தசைகள் ஆகும். விலா எலும்புகள் மற்றும் முதுகுத்தண்டு பகுதியில் அமைந்துள்ள தசைகள் குட்டையானவை. உடலின் மத்தியப் பகுதியில் காணப்படுபவை அகலமான தசைகள் ஆகும்.

மேற்கண்ட எல்லா தசைகளும் ஒன்று அல்லது அதற்கு மேற்பட்ட மூட்டுகளோடு இணைந்து, உடல் இயக்கத்தில் பெரும்பங்கு கொள்கின்றன. எலும்புகளும், தசைகளும் இணையும் இடத்தில் தசைகளின் இறுதி முனையில் அமைந்திருக்கும் தசை நாண்கள் இழைகளைப் போன்று இணைத்துக் கட்டுகின்றன. இந்த இணைப்பினால்தான் தசைகள் இயங்குகின்றபோது எலும்புகளும், எலும்பு மூட்டுகளும் இணைந்து இயங்குகின்றன.

ஒவ்வொரு தசையிலும் தசை இழைகளும், இரத்த நாளங்களும், இணைப்புத் திசுக்களும், நரம்புகளும் அமைந்திருக்கின்றன.

தசைகள், இரத்த நாளங்களில் இருந்து கிடைக்கும் இரத்தத்தைக் கொண்டு ஆற்றல் பெறுவதும், கழிவை நீக்கிக்கொள்வதுமாக இயங்குகிறது.

வரியற்ற தசைகள்

தசைகளின் அமைப்பில் வரியில்லாமல் இருப்பதால் வரியற்ற தசைகள் என்று அழைக்கப்படுகின்றன. இத்தசைகள் அனிச்சை இயக்கம் மூலம் இயங்குவதாலும், நம் விருப்பத்திற்கு இயங்காததாலும் இயங்கு தசைகள் என்றும் அழைக்கப்படுகின்றன.

உடலின் தன்னியல்பான வேலைகளில் பங்கு பெறுவது இவ்வகை தசைகள் தான். வயிறு, குடல், இதயம் மற்ற ஜீரண உறுப்புகள் போன்றவை வரியற்ற தசைகளால் ஆனவை.

வரியற்ற தசைகள் வரித்தசைகளை விட அளவில் சிறியவை. இரு பக்க நுனிகள் குறுகி, நடுப்பகுதி மட்டும் பருத்து கதிர் வடிவத்தில் இத்தசைகள் அமைந்திருக்கின்றன.

இதயத் தசை

இதயத் தசை வரித்தசைகளின் இயல்புக்கும், வரியற்ற தசைகளின் இயல்புக்கும் இடையே அமைந்துள்ளது. தசை இழைகள் பல வகைகளாகப் பிரிந்தும், வலைப்பின்னல்களாகவும் அமைந்திருக்கின்றன.

இதயத் தசைகளில் மற்ற தசைகளைப் போல தசை இழையுறை காணப்படுவதில்லை.

இதயத் தசைகள் தோற்றத்தில் வரித்தசைகள் போலவும், இயங்கும் விதத்தில் வரியற்ற தசைகள் போலவும் இருக்கின்றன. வரித்தசைகளில் இருந்து வேறுபட்டு குறுக்கு வரிகள் இத்தசைகளில் அமைந்திருக்கின்றன.

தசைகளின் இயக்கம்

தசைகளின் இயங்கும் விதம் பற்றி அறிந்து கொள்வதற்கு முன்னால் அவற்றின் அமைப்பைக் கொஞ்சம் தெரிந்து கொள்வது அவசியமானது.

ஒரு தசையின் நுனியானது ஒரு எலும்புடன் தசை நார்களால் கட்டப்பட்டிருக்கிறது. இது தொடக்கம் என்றும், அதே தசையின் இன்னொரு நுனி இன்னொரு எலும்புடன் இணைந்திருப்பதை முடிவுப் பகுதி என்றும் அழைக்கிறோம்.

நாம் ஒரு கையை மடக்குகிறபோது ஒரு தசை சுருங்குகிறது. அதே நேரத்தில், இன்னொரு தசை விரிகிறது. ஒரே இயக்கத்தில் ஒரு தசை நீள்வதும், இன்னொரு தசை குட்டையாவதும் ஆன இயக்கமே தசை இயக்கம் என்று அழைக்கப்படுகிறது.

தசை இயக்கத்தின் அடிப்படையில் அதில் பங்குபெறும் தசைகளை இரு வகைகளாகப் பிரிக்கிறார்கள்.

1. அகோனிஸ்ட் தசைகள்

2. ஆண்டகானிஸ்ட் தசைகள்

அகோனிஸ்ட், ஆண்டகானிஸ்ட் தசைகள்

ஒரு தசை அசைந்து இயங்குகிற போது, அந்த அசைவில் பங்குபெறும் தசையை அகோனிஸ்ட் தசை என்று அழைக்கிறார்கள்.

உதாரணமாக, நாம் குனிகிற போது நடு உடலின் எல்லா தசைகளும் குனிவதற்கு உதவுகின்றன. ஒரேவிதமாக தசை இயக்கம் ஏற்படுகிறது. இவையே அகோனிஸ்ட் தசைகளாகும்.

ஒரு தசை அசைந்து இயங்குகிறபோது, அந்த அசைவுக்கு எதிராய் செயல்படும் தசை ஆண்டகானிஸ்ட் தசை ஆகும்.

உதாரணமாக, காலை மடக்குவதும், நீட்டுவதும் செய்து பாருங்கள். அதில் ஒரு தசை விரிந்து கொண்டிருக்கும்போதே, இன்னொரு தசை சுருங்குவதை உணர முடியும். இப்படி நேரெதிரான இயக்கம் மூலம் உடலுக்கு உதவுகிற தசைகள் ஆண்டகானிஸ்ட் தசைகள் என்று அழைக்கப்படுகின்றன.

இந்த தசை இயக்கங்களை நரம்பு மண்டலமே ஒழுங்குபடுத்துகிறது.

தசைகளின் பொதுவான இயக்க வகைகளாக நீட்டல், மடக்கல், மைய அசைதல், பக்க அசைதல், சுழலுதல் போன்றவைகள் கூறப்படுகின்றன.

நம்முடைய அன்றாட வேலைகளில் மூட்டுகளும், தசைகளும் இணைந்த இயக்கமே நரம்புகளுடன் இணைந்து பெரும்பங்காற்றுகிறது. ஒவ்வொரு மூட்டும் இயல்பான அளவில் இயக்கப்படுவதே எலும்புகளின், தசைகளின் ஆரோக்கியத்திற்கு அடிப்படையானது.

உதாரணமாக, நடத்தல். நடப்பது என்பதை இன்றைய காலத்தில் உடற்பயிற்சியாகக் கூறுமளவிற்கு நம்முடைய வாழ்க்கை முறை மாறிவிட்டது. இடுப்பு இணைப்புகளில் துவங்கி, மூட்டுகள், கணுக்கால் இணைப்பு, பாத எலும்புகள், விரல் எலும்புகள் என அனைத்தும் நடக்கும்போது இயங்குகின்றன. இந்த ஒவ்வொரு எலும்போடும் இணைக்கப்பட்டிக்கும் தசைகளும் இயக்கம் பெறுகின்றன.

சாதாரண வேலைகளுக்குகூட நம் உடல் அசைவதை குறைத்துக் கொண்டிருக்கிறோம். ஆனால், அது நம் மூட்டுகளின், தசைகளின் ஆரோக்கியத்தையும் பாதிக்கும் செயல் என்பதை உணர்ந்துகொள்ள வேண்டும்.

7

சுவாச மண்டலம்

மனித உடலின் மிக முக்கியமான இயக்கங்களில் ஒன்று - சுவாசம் ஆகும். சுவாசத்தின் வழியே கிடைக்கும் உயிர்க்காற்றைப் பெற்று, உடல் அத்தியாவசியமான பல பணிகளை மேற்கொள்கிறது.

சுவாசத்தின் பிரிவுகள்

உடலில் இயங்கும் பிற வேலைகளின் ஆதாரமாக இருப்பது சுவாசமாகும். ஒரு விநாடிகூட ஓய்வின்றி நடைபெறும் சுவாசம், மனிதனின் பிறப்பு முதல் இறப்பு வரை தொடர்ந்து நிகழும் பேரியக்கமாகும்.

மனிதனுக்கும், பிரபஞ்சத்திற்குமான முதல் தொடர்பு - காற்று மூலமே நடைபெறுகிறது. பிரபஞ்சத்திற்கும், மனித உடலுக்குமான காற்றுப் பரிமாற்றமே உயிர் வாழ்தலின் அடிப்படை அம்சமாக விளங்குகிறது.

பிரபஞ்சத்திலிருந்து தோல் மூலம் நடைபெறும் ஆற்றல் உட்கிரகிப்பையும் தோல் சுவாசம் என்ற சொல்லால் பொதுவாகக் குறிக்கிறோம். அக்குபங்சர் மருத்துவத்தில் நுரையீரல் சுவாசத்தையும், தோல் மூலம் நடைபெறும் ஆற்றல் உட்கிரகிப்பையும் கட்டுப்படுத்துவதும் - பராமரிப்பதும் காற்று மூலகம் ஆகும்.

ஆனால், இந்த பாடம் மூலம் நாம் அறிய உள்ள சுவாசம் என்பது புற சூழலிலுள்ள காற்றை ஈர்த்து உயிர்க்காற்றைப் பிரித்து உடல் செல்களுக்குத் தருவதையும், செல்களில் உருவாகும் கரியமில வாயுவை வெளியே அனுப்பி விடும் வேலையையும் மட்டுமே குறிக்கிறது.

காற்றுப் பரிமாற்றத்தை எளிமையாகப் புரிந்து கொள்ள அதனை இருவிதங்களில் பிரித்துப் பார்க்கும் வழக்கம் உண்டு.

1. வெளிச் சுவாசம்
2. உள் சுவாசம்

வெளிச் சுவாசம்

பிரஞ்சத்திலிருந்து காற்றை உடலுக்குள் ஈர்க்கும் வேலையையும், காற்றில் இருந்து உயிர்க்காற்றைப் பிரித்து நுரையீரல் மூலமாக இரத்தத்திற்கு அனுப்பும் பணியையும் வெளிச்சுவாசம் என்ற சொல்லால் குறிக்கிறார்கள்.

இந்த வெளிச் சுவாசத்திற்கு நேரடியாக உதவும் உறுப்புகள் மூக்கு, தொண்டை, மூச்சுக் குழல், மூச்சுக் கிளைக்குழல் ஆகியவை ஆகும். இவற்றையே நாம் சுவாச மண்டலம் என்று அழைக்கிறோம்.

உள் சுவாசம்

உடல் செல்கள் அனைத்தும் இரத்தத்தின் வழியாக உயிர்க்காற்றைப் பெற்றுக் கொண்டு, கழிவாக வெளியேறும் கரியமில வாயுவை இரத்தத்திற்கு அனுப்புவது உள் சுவாசம் ஆகும்.

வெளிச் சுவாசத்தின் தொடர்ச்சியாக உடலுக்குள் நடைபெறும் மாற்றங்களை விளக்குவது உள்சுவாசம் என்று அழைக்கப்படுகிறது.

உடலில் அமைந்துள்ள காற்றுப் பாதைகள்

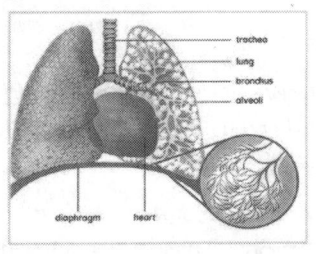

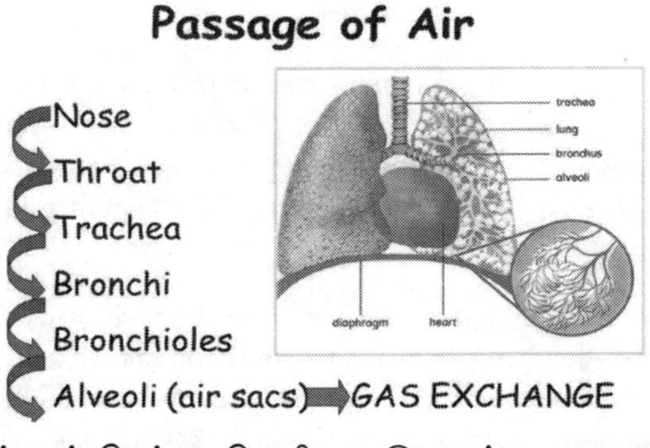

காற்றினால் உள் சென்று, வெளி வர இயலும் பாதைகளை காற்றுப் பாதைகள் என்று அழைக்கிறார்கள். நம் உடலில் காற்றுப் பாதைகள் அமைந்துள்ள பகுதிகளைப் பார்க்கலாம். காற்றுப் பாதைகளைக் கொண்டுள்ள அமைப்புகள் அனைத்திற்கும் ஒரு பொது ஒற்றுமை காணப்படுகிறது. எல்லாக் காற்று அமைப்புகளும் குருத்தெலும்புகளால் ஆனவையாகும்.

எல்லாக் காற்றுப் பாதைகளின் உட்புறமும் எப்போதும் ஈரக்கசிவாகவே காணப்படுகின்றன. ஏனென்றால், இவற்றின் உட்சுவர்கள் சிலியா எபிதிலியம் என்ற சளிச் சவ்வினால் ஆனவை. இவற்றில் அமைந்துள்ள சுரப்பிகள் பிசுபிசுப்பான திரவத்தைச் சுரந்துகொண்டே இருக்கின்றன.

இக்காற்றுப் பாதைகள் நேரடியான வெளி உலகத் தொடர்பு கொண்டவைகளாக இருப்பதால் தூசி, உடலுக்கு தீங்கு விளைவிக்கும் அந்நியப் பொருட்கள் ஆகியவற்றை ஈர்த்து, வெளியேற்றும் தன்மையோடு அமைந்துள்ளன.

காற்றுப் பாதைகள் அமைந்துள்ள அமைப்புகள் பற்றி அறிந்து கொள்ளலாம்.

1. மூக்குக் குழி
2. தொண்டை
3. குரல் வளை
4. மூச்சுக் குழல்
5. மூச்சுக் கிளைக் குழல்கள்

மூக்குக் குழி

நம் மூக்கு ஒரு நடுச் சுவரால் இரண்டாகப் பிரிக்கப்பட்டுள்ளது. நடுச்சுவற்றின் பெயர் நேசல் செப்டம் ஆகும். இது குருத்தெலும்பால் ஆனது.

மூக்கின் இரு காற்றுப் பாதைகள் வழியாக காற்று உடலுக்குள் செல்கிறது. மூக்கின் உட்புறத்தில் சிலியா என அழைக்கப்படும் சிறிய ரோமங்கள் இருக்கின்றன. இவை நுரையீரலுக்கு செல்லும் காற்றை கட்டுப்படுத்தும் அமைப்பாகும். காற்றில் உள்ள தூசிகளை தடுத்து நிறுத்துகிறது.

மூக்கின் உட்புறத்தில் உள்ள பள்ளத்தில் ஒரு சளிச் சவ்வு அமைந்துள்ளது. இதைத்தான் நாம் சைனஸ் என்று அழைக்கிறோம். இது இரண்டு வகையான வேலைகளைச் செய்கிறது. ஒன்று - காற்றிலுள்ள தேவையற்ற பொருட்களை பிரித்து, தடுத்து நிறுத்துவது. இரண்டு - நுரையீரலுக்குச் செல்லும் காற்றை உடல் சூழலுக்கு ஏற்றவாறு மாற்றுவது. குளிர்ந்த காற்றை வெப்பப்படுத்துவதும், வெப்பமான காற்றை மித வெப்பமாக மாற்றுவதும் சைனஸ் பகுதியின் வேலையாகும். இந்த அமைப்புதான் நாம் வீடுகளில் பயன்படுத்தும் ஏ.சி.யின் மாதிரியாகும்.

தொண்டை

தொண்டை உணவுக்குழாயையும், மூச்சுக் குழாயையும் கொண்டுள்ள பொதுப்பாதையாக அமைந்திருக்கிறது. மூக்கிற்கும், குரல் வளைக்கும் நடுவில் அமைந்துள்ள பகுதியைத்தான் தொண்டை என்று அழைக்கிறோம்.

இப் பொதுப்பாதையின் வழியே உணவு உணவுக்குழாய்க்கும், காற்று மூச்சுக் குழாய்க்குள்ளும் தனித்தனியாகச் செல்கின்றன. உணவுக்குழாயின் வழியாக உணவு உட்செல்லும்போது, சில விநாடிகள் மூச்சு அடக்கப்பட்டு உணவுக்குழாய் விரிவடைந்து உணவு உள் செல்ல உதவும். மூச்சு மற்றும் உணவுக் குழாய்களின் ஒருங்கிணைந்த, அதேநேரத்தில் தனித்தனியான இயக்கம் தொண்டைப் பகுதியின் சிறப்பம்சமாகும்.

குரல் வளை

நாக்கின் பின்புறமாக அமைந்துள்ள குரல்வளை மூடியில் குரல் வளை துவங்குகிறது. இந்த மூடியின் பெயர் எபிகுலோட்டிஸ் ஆகும். இந்த மூடிதான் உணவுப்பாதையில் உணவு செல்லும்போது, மூச்சுக் குழாயை மூடுகிறது. அப்படி மூடுவதால் தான் உணவுத் துகள்கள் மூச்சுக்குழாய்க்குள் செல்லாமல் தடுக்கப்படுகிறது.

குரல்வளை நாண்கள் இரு புறத்திலும் குருத்தெலும்புகளால் ஆனவை. காற்றின் உதவியோடு நாண்களின் அதிர்வும், நெகிழ்வு இணைப்புத் திசுக்களின் சுருங்கி - விரியும் பணியும் இணைந்து குரலை உருவாக்குகின்றன.

மூச்சுக்குழல்

உணவுக்குழாயுடன் நெருக்கமாக அமைந்துள்ள மூச்சுக்குழலின் மருத்துவப் பெயர் - டிரக்கியா. இது அரைவட்ட குருத்தெலும்புகளால் ஆனது.

இந்த மூச்சுக்குழல் நெஞ்சுப்பகுதியில் இரண்டாகப் பிரிந்து செல்கிறது.

மூச்சுக் கிளைக் குழல்கள்

இரண்டாகப் பிரியும் மூச்சுக்குழாய் இன்னும் சிறு சிறு குழல்களாகப் பிரிகிறது. இவைகள்தான் மூச்சுக் கிளைக்குழல்கள் என்று அழைக்கப்படுகின்றன. இந்த கிளைக்குழல்களின் நுனியில்தான்

காற்றுப் பைகள் அமைந்துள்ளன. இவைகள் ஆல்வியோலை என்று அழைக்கப்படுகின்றன.

நுரையீரல்

நுரையீரல் இரண்டு பெரிய அறைகளுடன் காணப்படுகிறது. வலது, இடது எனப் பிரியும் நுரையீரல் அறைகள் மார்புக்கூட்டில் அமைந்துள்ளன. வலது அறையைக் காட்டிலும் , இடது அறை அளவில் சற்றே சிறியதாகக் காணப்படுகிறது. ஏனென்றால், இடது புறம் அமைந்துள்ள இதயம் இயங்குவதற்கான இடத்தை விட்டு, விட்டு நுரையீரல் அமைந்திருக்கிறது.

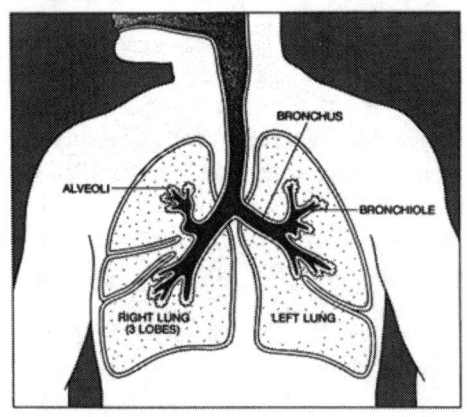

800 சதுர அடி முதல் 1000 சதுர அடிப் பரப்பில் எவ்வளவு காற்று இருக்குமோ, அதே அளவு நுரையீரலின் காற்றுக் கொள்ளளவு அமைந்திருக்கிறது.

நுரையீரலின் மேற்புறத்தில் புளூரா எனும் நுரையீரல் உறை அமைந்துள்ளது. இது உட்புற புளூரா என்றும், வெளிப்புற புளூரா என்றும் பிரிந்து காணப்படுகிறது. உட்புற புளூராவில் புளூராக்குழி அமைந்துள்ளது.

இக்குழியில் தான் புளூரா திரவம் இருக்கிறது. இருபுற நுரையீரல்களும் சுவாசிக்கும்போது விரிவடையும் நிலையில் உரசிக் கொள்ளாமல் இருப்பதற்கான, உராய்வைக் குறைக்கும் திரவமாக இது செயல்படுகிறது. இந்த இயக்கத்தின் அடிப்படையில்தான் நம்முடைய மோட்டார் எஞ்சின்களில் உராய்வு திரவம் உருவாக்கப்பட்டது.

உலகிலுள்ள மொத்தக் காற்றிலும் நம் சுவாசத்திற்குத் தேவையான உயிர்க் காற்றின் அளவு சுமார் 20 சதவீதம்தான் என்று கணக்கிட்டுள்ளார்கள். மீதமுள்ள 80 சதவீதக் காற்றில் நைட்ரஜன், கார்பன் டை ஆக்சைடு, ஹீலியம், ஆர்கன், ஓசோன், சீனன், நைட்ரஸ் ஆக்சைடு போன்றவை கலந்துள்ளன.

நுரையீரலில் அமைந்திருக்கும் காற்றுப்பைகள் வெளிப்புறத்தில் இருந்து பெறப்படும் காற்றுத்தொகுப்பில் இருந்து உயிர்க் காற்றை மட்டும் பிரித்தெடுத்து உடலுக்குக் கொடுக்கிறது.

நுரையீரலின் இயக்கம்

நுரையீரல் எவ்வாறு இயங்குகிறது என்பதைத் தெரிந்து கொள்வதற்கு முன்பு, நுரையீரலைச் சுற்றியுள்ள அமைப்புகள் எவ்வாறு நுரையீரலின் சுருங்கி, விரியும் இயக்கத்திற்கு துணை புரிகின்றன என்பதைப் பார்க்கலாம்.

நுரையீரலின் சுருங்கி விரியும் இயக்கதிற்கு பெரிதும் உதவுவது - நுரையீரலின் கீழ்ப்பகுதியில் அமைந்துள்ள உதரவிதானம் எனும் உறுப்பு. இது டயபார்ம் என்று அழைக்கப்படுகிறது.

நாம் சுவாசிக்கும் போது வயிறு உள்வாங்கி, மார்பு விரியும் நிலையில் உதரவிதானம் மேலே விரிகிறது. உதரவிதானத்தின் மேலேறும் இயக்கத்தால் அதனுடன் இணைந்துள்ள விலா இடைத்தசைகள் சுருங்கி, மார்புக் கூடு விரியத் துணை புரிகிறது. இப்போது காற்று நுரையீரல்களில் நிரம்பி இருக்கும்.

உதரவிதானம் தான் முன்பு இருந்த இயல்பு நிலைக்குத் திரும்பும் போது, நுரையீரலும், விலா இடைத் தசைகளும் இயல்புக்குத் திரும்புகின்றன. இதனால் காற்றை வெளியேற்றும் நுரையீரலின் வேலை எளிமையாக நடைபெறுகிறது.

காற்றுப் பரிமாற்றம்

நாம் மூச்சை உள்ளிழுத்த பிறகு நுரையீரலில் அமைந்துள்ள கோடிக்கணக்கான காற்றுப் பைகளின் காற்று நிரம்பி விடுகிறது. காற்றுப் பைகளைச் சுற்றிலும் அமைந்துள்ள இரத்த தந்துகிகள் காற்றுத் தொகுப்பில் இருந்து, உயிர்க்காற்றைப் பெற்றுவிடுகின்றன. தந்துகிகளின் சுவற்றையும், காற்றுப் பைகளில் சுவற்றையும் ஊடுருவி உயிர்க் காற்று இரத்தத்திற்கு செல்கிறது.

காற்றுப் பரிமாற்றம் நடைபெறுவதற்கான அடிப்படைக் காரணமாக அமைவது - தந்துகிகள் மற்றும் காற்றுப் பைகளுக்கு இடையேயான இடைவெளிதான். உயிர்க் காற்று இரத்தத்திற்குச் செல்லும் அதே நேரத்தில், இரத்தத்திலிருந்து கரியமில வாயு காற்றறைகளுக்குச் செல்கிறது. உயிர்க் காற்று இரத்தத்திற்குச் செல்வதையும், கரியமில வாயு காற்றறைக்குச் செல்வதையும் குறிப்பதுதான் காற்றுப் பரிமாற்றம் என்ற சொல்.

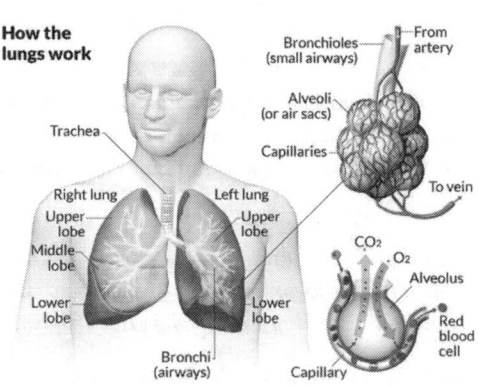

காற்றுப் பரிமாற்றம் இரண்டு வகைகளாகப் பிரிக்கப்படுகிறது.

ஒன்று - திசு மூச்சு

இரண்டு - நுரையீரல் மூச்சு.

திசுக்களில் இருந்து கரியமில வாயு வெளியேறி இரத்தத்திற்கு வருவதையும், இரத்தத்தில் இருந்து உயிர் காற்று திசுக்களுக்குச் செல்வதையும் திசு மூச்சு என்று அழைக்கிறார்கள்.

இரத்தத்தில் இருந்து கரியமில வாயு நுரையீரலை அடைவதும், நுரையீரலில் இருந்து உயிர்க் காற்று இரத்தத்தை அடைவதும் - நுரையீரல் மூச்சு என்று அழைக்கப்படுகிறது.

8

கழிவு நீக்க மண்டலம்

நம் உடலில் உள்ள ஒவ்வொரு செல்லும் தனித் தனியான கழிவு நீக்கத்தைக் கொண்டிருக்கின்றன. செரிமானத்தை எப்படி பிரித்து புரிந்துகொள்ள முடியாதோ அதேபோலவே கழிவு நீக்கத்தையும் தனித்தனியாகப் புரிந்து கொள்வது கடினமானது. அந்த அளவிற்கு நம் உடலில் எங்கெல்லாம் செரிமானம் நடைபெறுகிறதோ, அங்கெல்லாம் கழிவு நீக்கமும் நடைபெறுகிறது.

செல்களால் வெளியேற்றப்படும் கழிவுகளின் தொகுப்பைத்தான் கழிவு நீக்க உறுப்புகள் வெளியேற்றுகின்றன. நாம் ஏற்கனவே செல்களைப் பற்றி படிக்கும்போது அதன் கழிவு நீக்கம் குறித்தும் அறிந்திருக்கிறோம். எனவே, இப்பாடத்தில் உடலில் உருவாகும் கழிவுத் தொகுப்புகளை உடலை விட்டு வெளியேற்றும் உறுப்புகள் பற்றி அறிந்து கொள்ளலாம்.

உடலின் கழிவு ஒட்டு மொத்த வெளியேற்றத்தை இரண்டாகப் பிரிக்கலாம்.

ஒன்று - செல் கழிவு வெளியேற்றம்

இரண்டு - உடற்கழிவு வெளியேற்றம்

நாம் உண்ணுகிற உணவு, சுவாசிக்கிற காற்று, அருந்துகிற தண்ணீர் இவற்றில் இருந்து உடலுக்குத் தேவையான ஆற்றலை உடல் பல உறுப்புகள் மூலமாக பிரித்தெடுக்கின்றது. அப்படி எடுக்கப்பட்ட ஆற்றல், சத்துப் பொருட்கள் போக எஞ்சியுள்ள உடலுக்குத் தேவையற்ற பொருட்களைத்தான் நாம் கழிவு என்ற சொல்லால் அழைக்கிறோம். இந்தக் கழிவுப் பொருட்கள் செல்களால் உற்பத்தி செய்யப்படுகின்றன. செல்களில் இருந்து வெளியேற்றப்பட்டு, இரத்தத்திற்கு அனுப்பப்படுகின்றன. இதுதான் செல் கழிவு வெளியேற்றம் என்று அழைக்கப்படுகிறது.

இங்கு நாம் அறிந்துகொள்ளப் போகிற விஷயம் இரண்டாம் வகையான உடற்கழிவு வெளியேற்றம் பற்றியதாகும்.

உடற் கழிவு வெளியேற்றம்

சிறு அளவில் உடலின் செல்களாலும், திசுக்களாலும் உருவாக்கப்படும் கழிவுகள் தொகுக்கப்பட்டு உடலை விட்டு வெளியேற்றப்படுகின்றன. செல்களில் இருந்து இரத்தத்திற்கு அனுப்பப்படும் கழிவுகள் கழிவு வெளியேற்ற உறுப்புகள் மூலமாக உடலை விட்டு வெளியேற்றப்படுகின்றன. அவ்வாறு உடலை விட்டு வெளியேற்ற பல உறுப்புகள் துணைபுரிகின்றன. அவற்றைப்பற்றிப் பார்க்கலாம்.

1. நுரையீரல்
2. பெருங்குடல்
3. கல்லீரல்
4. தோல்
5. சிறுநீரகங்கள்

நுரையீரல் காற்றுக் கழிவையும், பெருங்குடல் மலக்கழிவையும், தோல் வியர்வைக் கழிவையும், சிறுநீரகங்கள் நீர்க் கழிவையும் வெளியேற்றுகின்றன.

நுரையீரல்

செல்களாலும், திசுக்களாலும் உருவாக்கப்படுகிற காற்றுக் கழிவான கரியமில வாயுவை இரத்தம் மூலமாகப் பெற்று, தன் காற்றறைகளின் மூலம் நுரையீரல் உயிர்க்காற்றைப் பெற்றுத் தருகிறது.

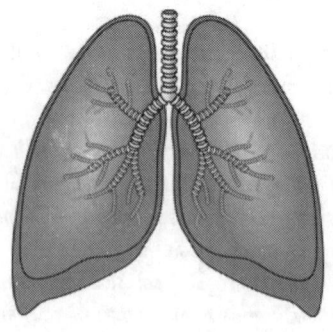

அப்படி காற்றறைகளுக்கு வந்து சேரும் கரியமில வாயுவை சுவாசத்தின் வழியாக வெளியேற்றுகிறது நுரையீரல். இந்தக் கழிவுக் காற்றோடு சேர்த்து மிகச் சிறிய அளவு தேவையற்ற நீரையும் வெளியேற்றுகிறது. பிசுபிசுப்பான நீராக வெளியேற்றப்படும் இந்த நீர் சராசரியாக ஒரு நாளைக்கு அரை லிட்டர் வெளியேறுவதாக கண்டுபிடிக்கப்பட்டுள்ளது.

நுரையீரலின் கழிவு நீக்கம் பற்றி இப்பாடத்தின் முற்பகுதியில் விரிவாகப் பார்த்துள்ளோம்.

பெருங்குடல்

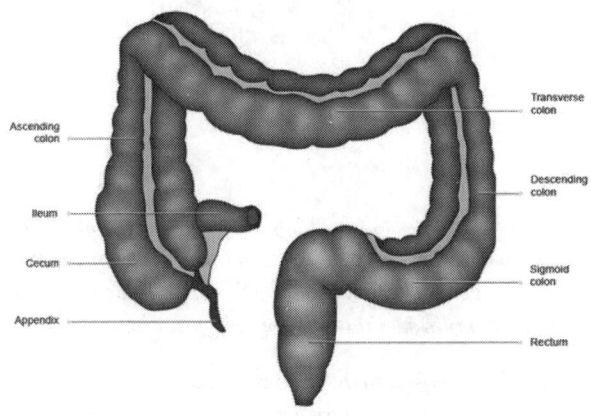

செல்களாலும், திசுக்களாலும் உருவாக்கப்படுகிற கழிவுகள் நேரடியாக பெருங்குடல் மூலமாக வெளியேற்றப்படுவதில்லை. உடற் கழிவுகளில் பெரும்பாலான கழிவுகள் செரிமானத்தின் மூலமே உருவாகின்றன. அப்படி செரிமானத்தின் மூலமாகக் கிடைக்கும் நேரடியான கழிவுகளை பெருங்குடல் மலமாக வெளியேற்றுகிறது.

கல்லீரல்

உடலின் கழிவு வெளியேற்றத்தில் கல்லீரலின் பங்கு மிக முக்கியமானது. உடலுக்குள் வரும் பொருட்களில் இருந்து தேவையற்ற ரசாயனப் பொருட்கள் இரத்தத்திற்கு வந்து சேர்கின்றன. அப்படி வந்து சேரும் கழிவுகளோடு இருக்கும் அசுத்த இரத்தம் இதயம் வழியாக நுரையீரலுக்குச் செல்கிறது. உயிர்க்காற்றைப் பெறுவதற்காக

இதயம் வழியாக இரத்தம் அனுப்பப்படுவதற்கும் முன்பாக, கல்லீரல் வழியாகவே இரத்தம் செல்கிறது.

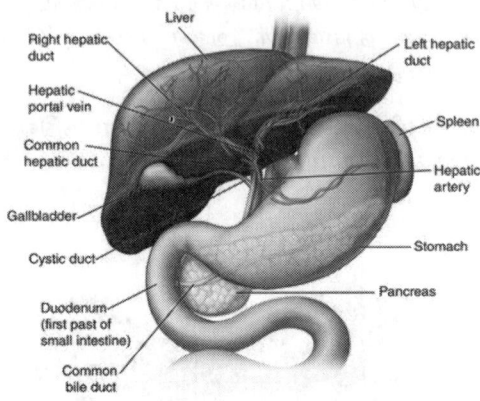

இரத்தத்தில் உள்ள நச்சுப் பொருட்களை கல்லீரல் பிரித்து எடுத்துக் கொள்கிறது. கல்லீரலின் நச்சுத் தன்மை அகற்றும் பணி சரி வர நடைபெறாவிட்டால் இரத்தம் செல்லும் எல்லா உறுப்புகளுமே ரசாயனங்களால் பாதிக்கப்படும் ஆபத்து உண்டு.

அக்குபங்சர் மருத்துவம் கல்லீரலை உடலின் மரம் என்று அழைக்கிறது. மரமானது நச்சுக்காற்றை கிரகித்து நல்ல காற்றாக மாற்றித்தருவதைப் போல, கல்லீரல் உடலின் நச்சுக்களை அகற்றும் வேலையைச் செய்வதால் உடலின் மரம் என்று அழைக்கப்படுகிறது.

கல்லீரலின் கழிவு நீக்கப்பணியைப் புரிந்து கொள்ள ஒரு உதாரணம் பார்க்கலாம்.

நம்முடைய செரிமானத்தின் ஒரு பகுதியாக புரதங்கள் செரிக்கப்படுகின்றன. அப்போது அதிலிருந்து அமோனியா என்ற நச்சுப் பொருள் உருவாகிறது. இதுநேரடியாக இரத்தம் வழியாக சிறுநீரகங்களுக்குச் செல்லுமானால், அவை பாதிக்கப்படும் ஆபத்து இருக்கிறது. அமோனியா உருவானவுடன் கல்லீரல் அதனை யூரியாவாக மாற்றி விடுகிறது. இந்த யூரியாவால் சிறுநீரகங்களுக்கு ஆபத்து இல்லை. யூரியா சிறுநீரகங்கள் வழியாகவும், தோல் வழியாகவும் வெளியேற்றப்படுகிறது.

நச்சுக் கழிவாக இருக்கும் அமோனியாவை, சாதாரணக் கழிவான யூரியாவாக மாற்றுவதுபோல, பல வகையான நச்சுத் தன்மையுள்ள கழிவுகளை சாதாரணக் கழிவுகளாக மாற்றுகிறது கல்லீரல்.

நச்சுத்தன்மையிலிருந்து உடலைக் காப்பதால் உடலின் பாதுகாவலன் என்றும், சிறுநீரகங்களுக்கான சிறப்புப்பாதுகாவலன் என்றும் கல்லீரல் அழைக்கப்படுகிறது.

தோல்

தோல் - பிரபஞ்ச சக்தியை கிரகித்துத் தரும் அதிமுக்கியமான உறுப்பாக அமைந்திருக்கிறது. அதேநேரம், உடலின் கழிவுகளை வெளியேற்றும் மிகப் பெரிய உறுப்பாகவும் தோல் விளங்குகிறது.

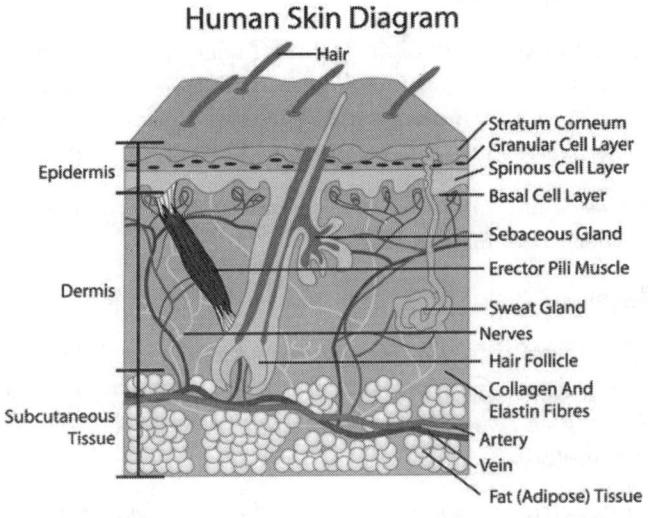

தோல் மனித உடலை சுற்றுச்சூழலில் இருந்து பாதுகாக்கும் உறுப்பாகவும் செயல்படுகிறது.

தோல் அமைப்பைப் பொறுத்து இரண்டாகப் பிரிக்கப்படுகிறது.

1. மேல் தோல்
2. அடித்தோல்

மேல் தோல்

உடலின் மேற்புறமாக, நாம் பார்க்கும்போது தெரியும் தோலை மேல் தோல் என்று அழைக்கிறார்கள். இது எபிதீலியத் திசுக்களால் ஆனது.

மேல் தோலிற்கு தனியான இரத்தத் தந்துகிகள் கிடையாது என்பதால், அடித்தோலின் தந்துகிகளில் இருந்து கசிகிற இரத்தத்தைப் பயன்படுத்திக் கொள்கிறது.

மேல் தோலின் நிறத்தை மெலனின் என்ற நிறமி தீர்மானிக்கிறது. இந்த நிறமிகளை மால்பிஜியன் அணுக்கள் உருவாக்குகின்றன. மெலனின் அளவு அதிகமாக இருக்கும் போது தோலின் நிறம் கறுப்பாகவும், மிதமான அளவில் இருக்கும்போது வெண்மையாகவும் தோல் மாறுகிறது.

தோல் அந்தந்தப் பகுதிகளின் தேவைக்கேற்ப மென்மையானதாகவோ, கடினமானதாகவோ தன்னைத் தகவமைத்துக் கொள்கிறது. நம் உடலிலேயே மென்மையான தோல் கண் இமைப் பகுதியிலும், கடினமான தோல் பாதத்தின் அடிப்பகுதியிலும் காணப்படுகிறது.

தோலின் கனம் சராசரியாக 1 மில்லி மீட்டர் முதல் 4 மில்லி மீட்டர் வரை அமைந்திருக்கிறது.

அடித்தோல்

மேல் தோலின் அடிப்பகுதியைத்தான் அடித்தோல் என்று அழைக்கிறார்கள். இது பைபிரஸ் மற்றும் எலாஸ்டிக் திசுக்களால் ஆனது. அடித்தோலில் நெகிழ்வுத்தன்மை மிக்க இழைகள் அதிகமாக அமைந்துள்ளது.

தோலின் ஆழமான அடுக்கில் சிறிய இரத்தக் குழாய்கள் அமைந்துள்ளன. தோலின் அடிப்பகுதியில் கொழுப்பு சேமிக்கப்படுகிறது. ஆண்களை விட தோலில் இருக்கும் கொழுப்பு அளவு பெண்களுக்கு அதிகமாகக் காணப்படுகிறது.

அடித்தோல் பகுதியில் வியர்வைச் சுரப்பிகள், தொடு உணர்ச்சி நரம்புகள், செபேசியஸ் எண்ணெய்ச் சுரப்பிகள், ரோமங்களின் வேர் மற்றும் கொழுப்பு ஆகியவைகள் அமைந்துள்ளன.

இரத்தத்தில் இருந்து வியர்வையைப் பிரித்தெடுத்து, தோல்

வழியாக வெளியேற்றும் வேலையை வியர்வைச் சுரப்பிகள் செய்கின்றன. வியர்வைச் சுரப்பிகளைச் சுற்றியும் இரத்தத் தந்துகிகள் செல்வதால், இரத்தத்தில் இருக்கும் நீர்க் கழிவின் ஒரு பகுதியை வியர்வைச் சுரப்பிகளால் வெளியேற்ற முடிகிறது. நம் உடலில் அமைந்திருக்கும் வியர்வைச் சுரப்பிகளின் எண்ணிக்கை சுமார் இரண்டு மில்லியன்களுக்கும் மேலானது. வியர்வைச் சுரப்பிகள் அதிகமான எண்ணிக்கையில் அமைந்துள்ள நெற்றி, உள்ளங்கை, உள்ளங்கால் போன்ற பகுதிகளில் அதிகமான வியர்வை வெளியேற்றப்படுகிறது.

மேல் தோலோடு தொடர்பு கொண்டுள்ள அடித்தோலின் தொடு உணர்ச்சி நரம்புகள் சமிக்ஞைகளை மூளைக்கு கடத்துகின்றன.

அதே போல, செபேசியஸ் சுரப்பிகள் அடித்தோலில் காணப்படுகின்றன. ரோமங்களின் வேர்ப்பகுதியில் அமைந்திருக்கும் இச்சுரப்பிகள் உள்ளங்கை, உள்ளங்கால் பகுதிகளில் இருப்பதில்லை. இவற்றில் இருந்து சுரக்கும் சீபம் என்ற எண்ணெய்ப் பொருள் ரோமங்களின் வளர்ச்சிக்கும், தோல் பராமரிப்பிற்கும் பயன்படுகிறது.

அடித் தோலில் அமைந்துள்ள கொழுப்பு மூலமாக புறச் சூழலின் வெப்பம், குளிர் போன்ற தன்மைகள் உடலை பாதிப்பு ஏற்படுத்தாத வகையில் பாதுகாக்கப் படுகிறது.

தோலின் பணிகள்

1. உடல் பாதுகாப்புப் பணிதான் தோலின் மிக முக்கியமான பணியாகும். சுற்றுப் புறச் சூழல்களின் பாதிப்பில் இருந்தும், உடலுக்கு ஊறு விளைவிக்கும் பொருட்கள் உடலுக்குள் புக முடியாத வண்ணம் தோல் பாதுகாக்கிறது.

2. உடலுக்குத் தேவையான பிரபஞ்ச சக்தியை மேல் தோலின் வழியாக கிரகித்து, கண்ணுக்குத் தெரியாத சக்தி நாளங்கள் வழியாக உள்ளுறுப்புகளுக்கு அளிக்கிறது.

3. இரத்தத்தில் உள்ள கழிவுப் பொருட்களை வியர்வைச் சுரப்பிகள் மூலமாக வெளியேற்றுகிறது.

4. உடலின் வெப்பநிலையை சீராக வைத்திருப்பதில் உதவி புரிகிறது.

5. தோல் ஒரு புலன் உறுப்பாகச் செயல்பட்டு, தொடு உணர்ச்சியைக் கடத்துகிறது.

6. பிரபஞ்ச சக்தியைப் பெறுவது மட்டுமல்லாமல், சூரிய ஒளியில் இருந்து நேரடியான சத்துப் பொருட்களையும் உற்பத்தி செய்கிறது.

சிறுநீரக இயக்கம்

சிறுநீரகங்கள் கீழ் முதுகுப் பகுதியில், பின்புற வயிற்றுச் சுவரில், கீழ் முதுகெலும்பின் இரு பக்கத்திலும் பக்கத்திற்கு ஒன்றாக அமைந்துள்ளது.

சிறுநீரகத்தின் அமைப்பு அவரை விதைகளை ஒத்துக் காணப்படுகிறது.

வலது சிறுநீரகம், இடது சிறுநீரகத்தைவிட சற்றுத் தாழ்ந்து அமைந்துள்ளது.

சிறுநீரகத்தை தலைமையாகக்கொண்ட தொகுப்பை சிறுநீரக மண்டலம் என்று அழைக்கிறார்கள். இதில் கீழ்க்கண்ட உறுப்புகள் அமைந்துள்ளன.

1. சிறுநீரகங்கள்

2. சிறுநீர்க்குழாய்

3. சிறுநீர்ப்பை

4. சிறுநீர்ப் புற வழி

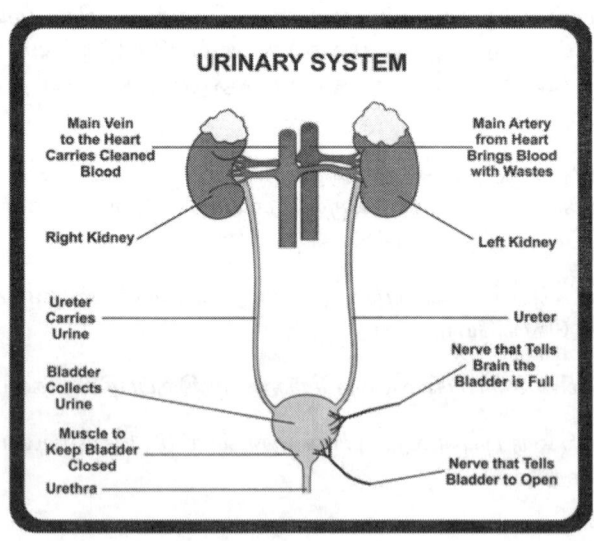

அக்குபங்சர் மருத்துவத்தில் சிறுநீரக மண்டலம் முழுவதையும் நீர் மூலகம் கட்டுப்படுத்துவதாக விவரிக்கப்படுகிறது.

சிறுநீரகங்கள்

சிறுநீரகங்களின் மிக முக்கியமான வேலை இரத்தத்தில் உள்ள கழிவுகளை பிரித்தெடுத்து, சிறுநீராக மாற்றி உடலை விட்டு நீக்குவது ஆகும்.

சிறுநீரகத்தின் செறிவான வெளிப்பகுதி கார்டெக்ஸ் என்று அழைக்கப்படுகிறது. மத்தியப் பகுதி மெடுல்லா என்றும், அதன் குமிழ்கள் பிரமிடுகள் என்றும் அழைக்கப்படுகின்றன. பிரமிடுகள் சிறுநீரகத்தின் உட்பகுதியிலுள்ள பள்ளத்தில் திறக்கின்றன.

இப்பள்ளத்திலிருந்து வெளிப்படும் சிறுநீர்க்குழாய் அடிவயிற்றுப் பகுதியிலுள்ள சிறுநீர்ப்பையில் இணைக்கிறது. இது சிறுநீரகங்களின் வெளிப்புற அமைப்பாகும்.

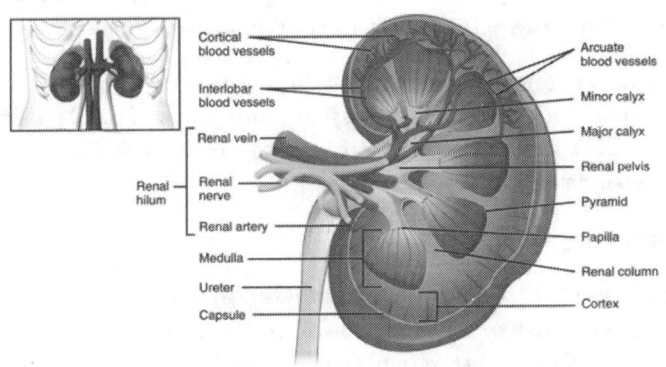

சிறுநீரகம் முழுவதும் இரத்தக் குழாய்களும், சிறுநீரக நுண் குழல்களும் காணப்படுகின்றன. சிறுநீரக நுண் குழல்களையும், இரத்தக் குழாய்களையும் இணைக்கும் அமைப்புக்கு நெப்ரான் என்று பெயர். சுமார் இரண்டு கோடிக்கும் அதிகமான நெப்ரான்கள் சிறுநீரகங்களில் அமைந்துள்ளன.

சிறுநீரகத்தில் நாம் அறிந்து கொள்ள வேண்டிய மிக முக்கியமான அமைப்பு - பௌமன் கேப்சூல் ஆகும். பௌமன் கேப்சூல் உருண்டை வடிவமான, உள் குழிவான அமைப்பாகும்.

இக்குழியினுள் கிளாமரூலஸ் என்னும் தந்துகிக் கற்றைகள் இணைகின்றன. பௌமன் கேப்சூலில் இருந்து சிறுநீர்க்குழாய் துவங்குகிறது.

சிறுநீரகச் செயல்பாடு

சிறுநீரகச் செயல்பாடு மற்றும் சுத்திகரிப்புச் செயல்பாடு மூன்று நிலைகளில் நடைபெறுகிறது.

1. கிளாமரூலஸ் வடிகட்டுதல்
2. குழல்களின் மறு கிரகித்தல்
3. வேகச் சுரப்பு

கிளாமரூலஸ் வடிகட்டுதல்

பௌமன் கேப்சூலின் உட்புறத்தில் அமைந்துள்ள தந்துகிக் கற்றைகளின் பெயர் தான் கிளாமரூலஸ். இவை மூலத் தமணியிலிருந்து கிளம்பி, சிறுநீரகத் தமணியின் முடிவில் அமைந்திருக்கிறது.

தந்துகிகள் இரத்தத்தை வடிகட்டி சர்க்கரை, யூரியா, யூரிக் அமிலங்கள். உப்புகள் போன்றவற்றை வடிநீராக பிரித்தெடுக்கிறது. இந்த பிரித்தெடுப்பில் கிடைக்கும் வடிநீர்தான் முதல் நிலைச் சிறுநீர் என்று அழைக்கப்படுகிறது.

குழல்களின் மறுகிரகித்தல்

முதல் நிலைச் சிறுநீர் பௌமன் கேப்சூலை கடந்து செல்லும் போது நீரும், மற்ற பொருட்களும் உறிஞ்சப்படுகின்றன. முதல் நிலைச் சிறுநீரிலிருந்து சுமார் 85% அளவிற்கு நீரும், சோடியம் குளோரைடு, பை கார்பனேட், அயனிகள், சர்க்கரை போன்ற பொருட்கள் உட்கவரப்படுகின்றன. ஹென்லி வளைவைச் சுற்றி முதல் நிலைச் சிறுநீர் குழலை அடையும்போது உருவான மொத்த சிறுநீரில் இருந்து 1 சதவீதம் மட்டுமே வடி பொருளாகத் தங்குகிறது.

முதல் நிலைச் சிறுநீரில் இருந்து உடலுக்குத் தேவையான உப்புகளையும், சர்க்கரை, நீர் போன்றவற்றையும் மறுபடியும் கிரகித்து இரத்தத்திற்கு அனுப்புவதால் இச்செயலின் பெயர் குழல்களின் மறுகிரகித்தல் என்று அழைக்கப்படுகிறது.

வேகச் சுரப்பு

வெளியேற்றப்பட வேண்டிய கழிவுப் பொருட்களை தனியே பிரித்து, குழல்கள் வெளியேற வேண்டிய சிறுநீருடன் வேகமாகக் கலந்து விடுகின்றன. இப்படி வெளியேறத் தயாராகும் சிறுநீர் கடைசி சிறுநீர் என்றும், இந்த இயக்கம் வேகச்சுரப்பு என்றும் அழைக்கப்படுகிறது.

இவ்வாறு சிறுநீரகங்களில் தயாராகும் கடைசி சிறுநீர், சிறுநீர்க்குழாய்கள் மூலம் சிறுநீர்ப்பையை அடைகிறது. சிறுநீர்ப்பையில் இருந்து சிறுநீர்ப் புறவழியின் மூலமாக வெளியேறுகிறது.

சிறுநீரகத்தின் பணிகள்

1. இரத்தத்தில் உள்ள கழிவுகளைப் பிரித்து, வெளியேற்றுகிறது.

2. இரத்தத்தில் உள்ள உப்பின் செறிவை சமநிலைப்படுத்துகிறது.

3. இரத்தத்தில் உள்ள அமிலத்தை அகற்றுகிறது.

4. தேவையற்ற நீரை வெளியேற்றுவதன் மூலம் உடலின் நீர்ச் சமநிலையைப் பராமரிக்கிறது.

5. உடலின் நீர்ச்சமநிலையைப் பராமரிக்கத் தேவையான நீரைத் தாகத்தின் மூலமும் திசுக்களின் மூலமும் பெற்றுக்கொள்கிறது.

9

நரம்பு மண்டலம்

மனித உடலின் தகவல் தொடர்பு ஊடகமாகவும், உணர்ச்சிகளைக் கடத்தும் இழைகளாகவும், முழு உடலையும் இணைக்கும் தொகுப்பாகவும் திகழ்வது நரம்புகளாகும். இவற்றின் அமைவு மற்றும் பணிகளை இப்பாடத்தின் மூலம் பார்க்கலாம்.

நமது உடலில் ஒவ்வொரு செயலுக்கும் காரணமாக அமைவது செயலுக்கான தூண்டல்கள்தான். தூண்டல்கள் அகத்திலிருந்தும், புறத்திலிருந்தும் உருவாகின்றன. இப்படி உருவாகும் தூண்டல்களைப் பெறுவதும், கடத்துவதும் நரம்புகள்தான்.

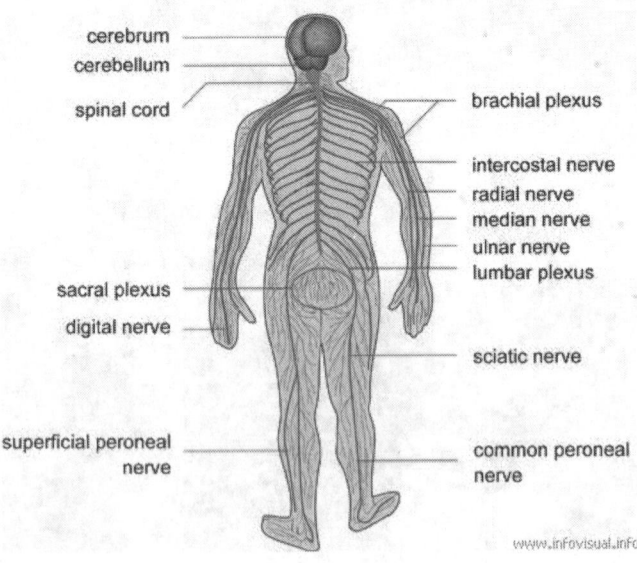

உடலின் இயக்கம் நரம்பு மண்டலத்தின் செயல்களையே அடிப்படையாகக் கொண்டுள்ளது. தொடு உணர்ச்சி முதல் உறுப்புகள் இயங்குவதற்கான தூண்டல் உணர்ச்சி வரை நரம்புகளையே நம்பியுள்ளன. எல்லா செயல்களையும் வெளிப்படுத்தும் பகுதிகளாக எலும்புகள், தசைகள், சுரப்பிகள் போன்றவைகளே அமைந்துள்ளன. இவற்றுக்கான செயல் தூண்டல்களை எடுத்துச் செல்வது நரம்பு மண்டலமே ஆகும்.

மரபுவழி அறிவியலில் பஞ்சேந்திரியங்கள் என அழைக்கப்படுபவை புற உலகோடு நேரடித் தொடர்பு கொண்டுள்ள உறுப்புகளாகும். கண், காது, மூக்கு, வாய், தோல் ஆகிய ஐந்து உறுப்புகளைத்தான் பஞ்சேந்திரியங்கள் என்று அழைக்கிறோம். இவ்வுறுப்புகள் புற உலகோடு நேரடியாகத் தொடர்பில் இருகின்றன.

வெளிஉலகில் நிகழ்வனவற்றை பஞ்சேந்திரியங்கள் மூலமாக உள்வாங்கி, உடலுக்கு அறிவிக்கும் பணியைச் செய்வது நரம்புகளே ஆகும். உடல் முழுவதும் உள்ள நரம்புகளின் தொடர்பு மையமும், தொகுப்பும் மூளையாக அமைந்திருக்கிறது.

வெளியில் இருந்து உள்ளே செய்திகளைக் கடத்தும் நரம்புகள், உள்ளிருந்து உறுப்புகளுக்கு செய்தியைக் கடத்தும் நரம்புகள் என உடல் முழுவதும் வலைப்பின்னல்களாய் இந்நரம்புகள் அமைந்துள்ளன.

நரம்பு செல்கள்

நரம்பு மண்டலத்தின் அடிப்படை அலகு - நியூரான் ஆகும். நியூரான் எனப்படும் நரம்பு செல்களின் தொகுப்பே நரம்பாக மாறுகிறது.

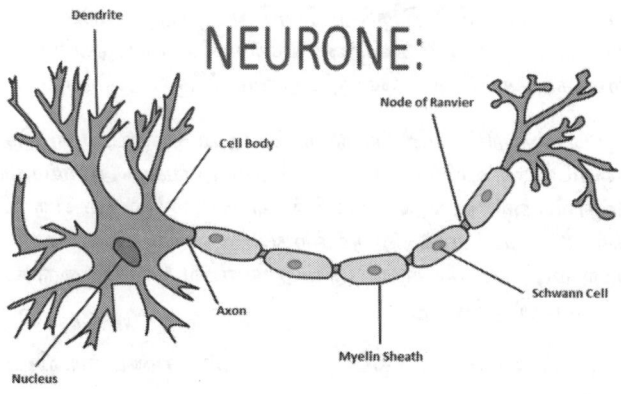

நரம்பு செல்கள் அமைப்பிலும், அளவிலும் பிற செல்களில் இருந்து வேறுபடுகளோடு அமைந்துள்ளன.

நரம்பு செல்லின் உட்பகுதியில் புரோட்டோபிளாசமும், உட்கருவும் அமைந்துள்ளன. செல்லின் வெளிப்புறம் செதில்கள் போன்று நீட்டிகள் காணப்படுகின்றன. இவைகள் நரம்பு செல் கிளைகள் என்று அழைக்கப்படுகின்றன.

நரம்பு செல் கிளைகளில் ஒன்று மட்டும் நீளமானதாகவும், கிளைகள் இல்லாமலும் காணப்படும், இதன் பெயர் ஆக்சான். ஆக்சான் பகுதி ஆக்சோபிளாசம் என்ற பொருளாலும், அதைச் சுற்றிய மெல்லிய சவ்வினாலும் சூழப்பட்டுள்ளது.

நியூரான் என்ற நரம்பு செல்லைப் புரிந்து கொள்ள மேற்கண்ட பகுதிகளை மூன்றாகப் பிரித்துக் கொள்கிறார்கள்.

1. உட்கரு எனும் நியூக்ளியஸ்
2. ஆக்சான்
3. நரம்பு செல் கிளைகள் எனும் டெண்ட்ரைட்ஸ்

நரம்புத் திசுக்கள்

ஒன்றிற்கு மேற்பட்ட நியூரான்கள் இணைந்து தோற்றுவிக்கும் அமைப்பை நரம்புத் திசு என்று அழைக்கிறோம். நரம்பு செல்களும், அவற்றின் கிளைகளும் ஒன்றுடன் ஒன்று இணைந்து திசுக்களின் அமைப்பைத் தோற்றுவிக்கின்றன.

ஒரு நரம்பு செல்லில் இருந்து இன்னொரு நரம்பு நரம்பு செல்லிற்கு உணர்ச்சிகள் கடத்தப்படுகின்றன. உணர்ச்சிகள் கடத்தப்படும் வேகம் மின்சாரம் கடத்தப்படும் வேகத்தைவிடக் குறைவானதாகும்.

நரம்பு செல்களின் வழியே நடைபெறும் தூண்டல் கடத்தப் படும் வேகம் ஒவ்வொரு உயிரினத்திற்கும் வேறுபடுவதாக ஆராய்ச்சியாளர்கள் தெரிவித்துள்ளனர். ஒரு தவளையின் தூண்டல் வேகம் ஒரு விநாடிக்கு 23 முதல் 27 மீட்டராக இருக்கிறது. ஆனால், ஒரு மனித நரம்பு செல்லின் வழியாக கடத்தப்படும் தூண்டல் வேகம் ஒரு விநாடிக்கு 90 மீட்டராக இருக்கிறது.

நரம்புத் திசுவின் கடத்தும் தன்மையை கண்டக்டிவிட்டி என்று கூறுவார்கள்.

நரம்பு செல் வகைகள்

நரம்பு செல்கள் அதன் தன்மையைக்கொண்டு மூன்று வகையாகப் பிரிக்கப்படுகின்றன.

1. ஊடு நரம்பு செல்கள்
2. உணர்ச்சி நரம்பு செல்கள்
3. இயக்க நரம்பு செல்கள்

ஊடு நரம்பு செல்கள்

ஊடு நரம்பு செல்கள் ஆக்சான்கள் அற்றவை. நரம்பு செல் கிளைகளின் வழியாக மற்ற நரம்பு செல்களுடன் தொடர்பு கொள்கின்றன.

உணர்ச்சி நரம்பு செல்கள்

இச்செல்களில் ஆக்சான்கள் மிக நீளமாகக் காணப்படுகின்றன. இந்த ஆக்சான்களின் வழியாக உடலின் உள் உறுப்புகளையும், மத்திய நரம்பு மண்டலத்தையும் நரம்பு செல்கள் தொடர்பு கொள்கின்றன.

இயக்க நரம்பு செல்கள்

இச்செல்கள் தொலைதூரத்திலுள்ள இயக்க உறுப்புகளையும், மத்திய நரம்பு மண்டலத்தையும் இணைக்கும் செல்களாகச் செயல்படுகின்றன.

நரம்பு செல்கள் அவற்றின் அமைப்பைக்கொண்டு இன்னும் மூன்று வகைகளாகப் பிரிக்கப்படுகின்றன.

1. ஒரு முனை நரம்பு செல்கள்
2. இருமுனை நரம்பு செல்கள்
3. பல முனை நரம்பு செல்கள்

நரம்பு மண்டலத்தின் பிரிவுகள்

முழு உடலின் நரம்பு மண்டலத்தையும் அதன் அமைப்பு, செயல்களைப் பொறுத்து இரு பெரும் பிரிவுகளாகப் பிரித்துள்ளார்கள்.

1. மத்திய நரம்பு மண்டலம்
2. வெளிப்புற நரம்பு மண்டலம்

The Central Nervous System

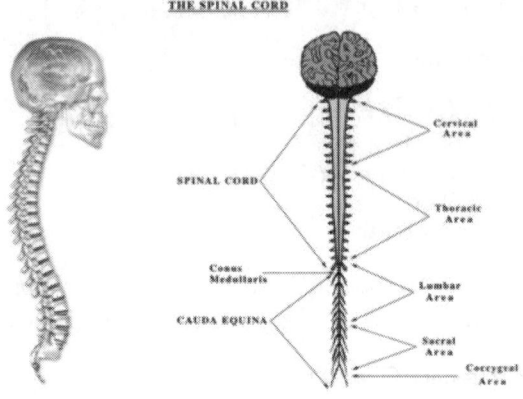

The Peripheral Nervous System
Spinal Nerves

- The Dermatomes

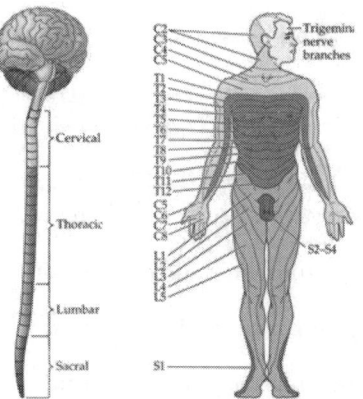

மூளையும், தண்டுவடமும் மத்திய நரம்பு மண்டலத்தின் பகுதியாகும். மூளையில் இருந்து பன்னிரெண்டு ஜோடி கபால நரம்புகளும், தண்டுவடத்திலிருந்து 31 ஜோடி தண்டுவட நரம்புகளும் வெளிவருகின்றன. இந்த நரம்புகள் பல்வேறு உறுப்புகளுக்கும், திசுக்களுக்கும் கிளைகளாகப் பிரிந்து செல்கின்றன. இவை வெளிப்புற நரம்பு மண்டலம் என்று அழைக்கப்படுகிறது.

மூளை

நமது உடலின் இணைப்பு உறுப்பாகவும், நரம்பு மண்டலத்தின் மைய உறுப்பாகவும் இருப்பது மூளை. மூளையைப் பாதுகாப்பதற்காகத்தான் மண்டை ஓடும், பிற கபால எலும்புகளும் அமைந்துள்ளன.

புற உலகத் தொடர்பில் இருந்து செய்திகள் நரம்புகள் வழியாக மூளையை வந்தடைகின்றன. அதேபோல, உள்ளுறுப்புகள், திசுக்களில் இருந்தும் செய்திகள் மூளையை வந்தடைகின்றன. தொடர்ந்து, மூளையிலிருந்து உறுப்புகளுக்கு செய்திகள் கடத்தப்படுகின்றன.

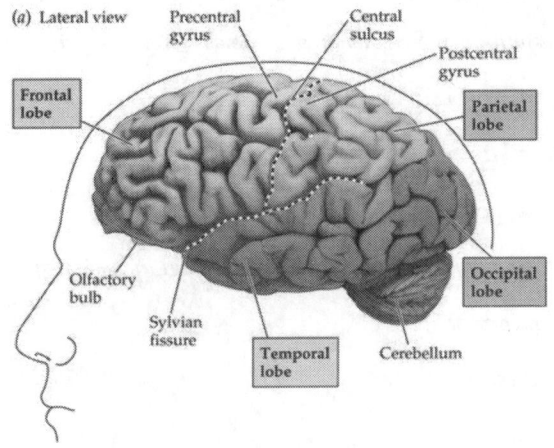

இவைகள் இரண்டு வகையாகப் பிரிக்கப்படுகின்றன.

1. உணர் நரம்புகள்
2. செயல் நரம்புகள்

மூளையை நோக்கி செய்தியைக் கொண்டு செல்லும் நரம்புகள் உணர் நரம்புகள் எனவும், மூளையில் இருந்து உறுப்புகளுக்கு செய்தியைக் கொண்டு செல்லும் நரம்புகள் செயல் நரம்புகள் எனவும் அழைக்கப்படுகின்றன.

மனித மூளையில் சுமார் 11000 மில்லியன் செல்கள் அமைந்திருக்கின்றன. இவற்றில் சுமார் 10,000 மில்லியன் செல்கள் நரம்பு செல்களாகவும், எஞ்சியுள்ள செல்கள் துணைநிற்கும் பிறவகை செல்களாகவும் அமைந்திருக்கின்றன.

மூளை குறிப்பிட்ட வயது வரை வளர்ச்சி அடைந்து கொண்டே வருகிறது. சுமார் இருபது வயது வரை வளர்வதாக ஆய்வாளர்கள் கூறுகின்றனர். அதேபோல, மூளையின் பணிகள் குறித்தும் முழுமையாகக் கண்டறியப்படவில்லை. சிக்கலான அமைப்பைக் கொண்டுள்ள மூளையின் செயல்பாடுகள் குறித்து முரண்பாடுகள் ஆய்வாளர்கள் மத்தியில் காணப்படுகின்றன.

மூளையின் அமைப்பு

மூளை கபாலக் குழியில் அமைந்திருக்கிறது. முதுகெலும்பின் துவக்கப்பகுதி மூளையோடு நேரடித் தொடர்பில் இருக்கிறது.

மூளையைச் சுற்றி மூன்று உறைகள் அமைந்துள்ளன.

1. டியூராமேட்டர்
2. பயோமேட்டர்
3. அரக்னாய்டு மெம்பரேன்

மூளை மூன்று பாகங்களாகப் பிரிக்கப்படுகின்றது.

1. பெருமூளை
2. சிறுமூளை
3. முகுளம்

பெருமூளை

மூளையின் பெரும்பகுதி சுமார் 80 சதவீதம் பெருமூளையாகும். இது நிறைய நெளிவுகளையும், மடிப்புகளையும் கொண்டுள்ளது. பெருமூளையின் மடிப்புகளை நீட்டி விரித்துவிட்டால் சுமார் ஐந்து சதுர அடி வரை பரப்பளவு இருக்கும் என்று ஆய்வாளர்கள் கூறுகிறார்கள்.

பெருமூளையின் மத்தியில் உள்ள பெரும்பிளவு இதனை இரண்டு பகுதிகளாகப் பிரித்துக் காட்டுகிறது. இதன் ஒவ்வொரு பகுதியிலும் நான்கு பிரிவுகள் காணப்படுகின்றன.

பெருமூளையின் உட்பகுதி வெண்மையாகவும், வெளிப்பகுதி சாம்பல் நிறம் கொண்டதாகவும் அமைந்துள்ளது.

பெருமூளையின் பணிகள் குறித்துப் பார்க்கலாம்.

1. நம்முடைய சிந்தனைகள், நினைவுகள் போன்றவற்றைக் கையாளக் கூடியதாக இருப்பது பெருமூளைதான்.

2. உணர்ச்சிகளையும், செயல்களையும் சீர்படுத்தக்கூடிய இடமாகவும் பெருமூளை அமைந்திருக்கிறது.

3. வெளிஉலத்திலிருந்து உடலுக்குள் வரும் செய்திகள் நேரடி நரம்புகள் மூலமாகவும், தண்டுவட நரம்புகள் மூலமாகவும் வந்து சேர்வது பெருமூளையில் தான்.

4. பார்வை நரம்புகள் பெருமூளையின் பின்புறமாகவும், சுவை, வாசனை, ஒலி அறியும் நரம்புகள் பக்கவாட்டிலும் அமைந்துள்ளன.

5. தசைகளின் அசைவைக் கட்டுப்படுத்துவது பெருமூளையின் முக்கியப் பணியாகும்.

பெருமூளையின் பணிகளை எளிமையாகப் புரிந்து கொள்வதாக இருந்தால் வெளி உலகச் செய்திகளை அறிதல் மற்றும் இச்சை செயல்களைச் செய்தல் என்ற பிரதான பணிகள் மூலம் அறியலாம்.

சிறுமூளை

பெருமூளைக்குக் கீழே, கபாலத்தின் அடிப்பாகத்தில் சிறு மூளை அமைந்திருக்கிறது. சிறுமூளையின் மேற்பரப்பில் பல மேடு பள்ளங்கள் அமைந்துள்ளன. நரம்பு இழைகள் மூலம் மூளையின் பிற பகுதிகளோடு சிறுமூளை தொடர்பில் இருக்கிறது.

பெருமூளையைப் போலவே இதன் உட்பகுதி வெண்மையாகவும், வெளிப்பகுதி சாம்பல் நிறமாகவும் காட்சியளிக்கிறது.

சிறு மூளையின் பணிகளைப் பற்றிப் பார்க்கலாம்.

1. உடல் உறுப்புகளுக்கும், தசைகளுக்குமான ஒருங்கிணைப்பை மேற்கொள்வது சிறுமூளை ஆகும். ஒவ்வொரு உள்ளுறுப்பின் தனிப்பண்புகள், உறுப்புகளின் இயக்கம் ஆகியவற்றிற்கான இணைப்பை சிறு மூளை செய்கிறது.

2. தசைகளின் விறைப்புத் தன்மையை சிறுமூளை கட்டுப்படுத்துகிறது.

3. உடலின் சமநிலையைப் பாதுகாக்கிறது.

4. ஒரு செயலுக்கான பல உறுப்புகளின் ஒருங்கிணைப்பு மற்றும் தசைகளின் ஒருங்கிணைப்பு ஆகியவற்றை சிறுமூளை மேற்கொள்கிறது.

முகுளம்

மூளையின் கீழ்ப்பகுதியாக அமைந்திருக்கும் முகுளம் மூளையின் சிறிய பகுதியாக அமைந்துள்ளது. தண்டுவடம் மூளையோடு இணைந்திருக்கும் பகுதிதான் - முகுளம்.

முகுளத்தில் இருந்து வெளிச்செல்லும் நரம்புகள் இதயம், நுரையீரல்கள், இரைப்பை, குடல்கள் போன்ற முக்கிய உறுப்புகளுடன் இணைந்துள்ளன.

முகுளத்திலும் மூளையின் பிற பகுதிகளைப் போலவே வெள்ளை நிறப் பகுதியும், சாம்பல் நிறப் பகுதியும் இருக்கின்றன.

தண்டுவடத்தின் வழியே மூளைக்குச் செல்லும் நரம்புகள் முகுளத்தின் வழியே செல்கின்றன. இந்நரம்புகள் முகுளத்தைக் கடக்கும் போது ஒரு முக்கிய விளைவு நடைபெறுகிறது. இவ்விளைவால், உடல் முழுவதும் வலது புற செயல்களைக் கட்டுப்படுத்துவது மூளையின் இடது புறமாகவும், உடலின் இடது புறச் செயல்களைக் கட்டுப்படுத்துவது மூளையின் வலப்புறமாகவும் அமைகிறது.

முகுளத்தின் பணிகளில் பிரதானமானவை இரண்டு. ஒன்று அனிச்சைச் செயல், இன்னொன்று நரம்பு உந்துதல்களைக் கடத்துவது.

1. தண்டுவடத்திற்கும், மூளைக்கும் இடையே தொடர்பு சாதனமாக இயங்குவது முகுளம் ஆகும்.

2. உள்ளுறுப்புகளின் அனிச்சை இயக்கங்களுக்கான கட்டளைகள் முகுளத்தில் இருந்து செல்வதாகக் கருதப்படுகிறது.

3. மத்திய நரம்பு மண்டலத்தின் அடிப்படையான இணைப்பு உறுப்பாக முகுளம் செயல்படுகிறது.

தண்டுவடம்

தண்டுவடம் முகுளத்தில் இருந்து துவங்கி, முதுகெலும்பின் நடுவில் உள்ள 33 முள்ளெலும்புகளின் நடுவில் உள்ள துளை வழியாக கீழ் நோக்கிச் செல்கிறது.

Spinal Nerve

- **Spinal nerves:**
  1. 8 pairs of cervical spinal nerves
  2. 12 pairs of thoracic spinal nerves
  3. 5 pairs of lumbar spinal nerves.
  4. 5 pairs of sacral spinal nerves
  5. 1 pairs of coccyx spinal nerves.

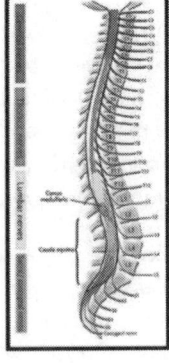

neuroscienceMizan

மூளையைப் போலவே தண்டுவடமும் மூன்று வகையான உறைகளால் பாதுகாக்கப்படுகிறது. தண்டுவடத்தின் மையப் பகுதியில் சாம்பல் நிறப் பொருளும், வெளிப்புறத்தில் வெள்ளை நிறப்பொருளும் காணப்படுகின்றன.

தண்டுவடம் வழியே 31 ஜோடி நரம்புகள் உடலிலுள்ள தசைகள், தோல் போன்ற எல்லா உறுப்புகளுக்கும் செல்கின்றன. இந்த நரம்புகள் தண்டுவடத்தில் இருந்து வெளியே வந்த பிறகு தனித்தனியாகவும், சில இடங்களில் பிணைந்தும் செல்கின்றன. கழுத்து, இடுப்பு போன்ற பகுதிகளில் நரம்புகள் பின்னிப் பிணைந்து காணப்படுகின்றன.

ஒவ்வொரு முதுகுத்தண்டு நரம்பும் இரண்டு வேர்களைக் கொண்டுள்ளன.

1. செயல் வேர்: இது நரம்பின் முன்புறம் அமைந்துள்ளது. இது மூளையின் செய்திகளை உறுப்புகளுக்குக் கடத்துகிறது.

2. உணர் வேர்: இது நரம்பின் பின்புறம் அமைந்துள்ளது. உறுப்புகளில் இருந்து செய்திகள் மூளையை நோக்கிச் செல்வதற்கு இது உதவுகிறது.

மூளை என்ற சொல் தமிழக கிராமங்களில் நரம்புகளைக் குறிப்பதற்காக முற்காலத்தில் பயன்பாட்டில் இருந்திருக்கிறது. சித்த

மருத்துவம் மூளை என்ற சொல்லை நரம்புகளைக் குறிப்பதற்காகவே பயன்படுத்தி இருக்கிறது. மரபு வழி அறிவியலில் சில நாடுகளில் தண்டுவடத்தை மூளையாகக் கருதும் வழக்கம் இருக்கிறது.

மரபு வழி மருத்துவங்கள் மூளையை - இணைப்பு உறுப்பாகவே புரிந்து கொள்கின்றன. உடலில் அமைந்துள்ள ராஜ உறுப்புகள் மூளைக்கு நரம்புகள் வழியாகச் செய்திகளைக் கடத்துகின்றன. உடலின் வெவ்வேறு பகுதிகளில் இருந்து மூளைக்கு வரும் செய்திகளை ஒருங்கிணைப்பதும், அதற்கேற்ப தகவல்களை அனுபுவதும் மூளையின் பிரதான பணியாக மரபுவழி மருத்துவங்கள் புரிந்து கொள்கின்றன.

தலையையும், தலையில் அமைந்துள்ள உறுப்புகளையும் பஞ்சபூதங்களின் பிரதிபலிப்புப் பகுதியாகவே அக்குபங்சர் மருத்துவம் கருதுகிறது. மூளையும் பஞ்சபூதங்களை இணைக்கும், பிரதிபலிக்கும் பகுதியாகச் செயல்படுகிறது. மூளையைக் கட்டுப்படுத்துவதும், பராமரிப்பதும் பஞ்சபூதங்களின் பிரதிநிதிகளாக உடலில் இயங்கும் ராஜ உறுப்புகளையே சாரும்.

10

நிணநீர் மண்டலம்

நம் உடலில் அமைந்துள்ள இரத்தத்தைப் போன்ற இன்னொரு இணைப்புப் பொருள்தான் - நிணநீர். இரத்த ஓட்டம் போன்றே நிணநீர் ஓட்டமும் நம் உடல் முழுவதும் நடைபெறுகிறது. இரத்தத்தின் பணிகளில் பங்குபெறும் நிணநீர், நம் உடலுக்குள் வரும் அந்நியப் பொருள் எதிர்ப்பை முக்கியப் பணியாகக் கொண்டுள்ளது.

நிணநீர்

நிணநீர் என்பது இரத்தத்தின் பணிகளில் பங்கேற்கும் வடிநீர் ஆகும். இது இரத்தத்தில் இருந்து கசிந்து நுண்ணிய இரத்தக் குழாய்களான தந்துகிகள் வழியாக வெளியேறுகிறது.

நிணநீர் இரத்தம் போன்று சிவப்பு நிறம் அல்ல. இது நிறமற்ற திரவமாகக் காணப்படுகிறது. இரத்தத்தைப் போன்றே ஒவ்வொரு திசுவிலிருந்தும் உருவாகியிருக்கும் கழிவுப் பொருட்களை நிணநீர் திரும்ப எடுத்துச் செல்கிறது.

இது இரத்தத்தில் உள்ள பிளாஸ்மா எனும் திரவப் பொருளிலிருந்து பிரிந்து வருவதால் பிளாஸ்மா போன்றே இருக்கும். ஆனால், நிணநீர் பிளாஸ்மாவை விட கூடுதலான கொழுப்புப் பொருட்களைக் கொண்டுள்ளது. இது காரத்தன்மை வாய்ந்தது. நிணநீரில் இரத்த வெள்ளை அணுக்களின் ஒரு வகையான லிம்போசைட்டுகள் காணப்படுகின்றன. இரத்த தட்டுகள் எனப்படும் பிளேட்லட்டுகள் காணப்படுவதில்லை.

மிக நுண்ணிய குழாய்களாகக் காட்சியளிக்கும் நிணநீர் தந்துகிகள், அதிலிருந்து கொஞ்சம் பெரியதாக இருக்கும் நிணநீர்க் குழாய்கள், இன்னும் கொஞ்சம் பெரிய அமைப்பைக் கொண்டுள்ள நிணநீர்ப் பெருங்குழாய் மற்றும் முடிச்சுகள்

போல தோற்றமளிக்கும் நிணநீர் முடிச்சுகள் ஆகிய பகுதிகளைக்கொண்டு நிணநீர் மண்டலம் இயங்குகிறது.

நிணநீர் மண்டலத்தின் பணிகள்

1. நிணநீர் முடிச்சுகள் நம் உடலுக்குள் வரும் அந்நியப் பொருட்களை எதிர்த்துப் போராடுகிறது. அவற்றை வடிகட்டி, எதிர்த்து அழிக்கிறது.

2. மண்ணீரலின் சக்தியோடு இயங்கும் நிணநீர் மண்டலத்தில் நிணநீர் முடிச்சுகள் இரத்த வெள்ளை அணுக்களின் ஒரு வகையான லிம்போசைட்டுகளை உருவாக்குகின்றன.

3. திசுக்களில் அதிகமாகப் பரவியிருக்கும் திரவத்தைப் பிரித்தெடுத்து, மறுசுழற்சிக்கு அனுப்புகிறது.

4. திசுக்களின் கழிவுப் பொருட்களைப் பிரித்தெடுத்து, இரத்தத்திற்கு அனுப்புகிறது.

5. நிணநீர் முடிச்சுகளில் பிறக்கும் லிம்போசைட்டுகள் உடலுக்குள் நுழையும் அந்நியப் பொருட்களை விழுங்கி விடுகின்றன.

நிணநீர் மண்டலம்

நிணநீர் மண்டலம் நிணநீர் தந்துகிகள், நிணநீர்க் குழாய்கள், நிணநீர்ப் பெருங்குழாய் மற்றும் நிணநீர் முடிச்சுகள் ஆகிய அமைப்புகளைக் கொண்டதாகும்.

1. நிணநீர் மண்டலம் துவங்கும் இடம் - நிணநீர் தந்துகளில் இருந்துதான். மிக நுண்ணிய அமைப்பைக்கொண்ட தந்துகிகள் மிக மெல்லிய சுவர்களைப் போன்றிருக்கின்றன. இரத்த தந்துகிகளைப் போன்ற அமைப்பை நிணநீர் தந்துகிகள் கொண்டுள்ளன.

2. இரத்த நுண்குழல்களில் இருந்து நிணநீர் தந்துகிகளுக்கு நிணநீர் கசிந்து வந்து சேருகிறது.

3. நிணநீர் தந்துகிகள் - நிணநீர் குழாய்களில் இணைகின்றன. நிணநிர் குழாய்களில்தான் நிணநீர் முடிச்சுகள் அமைந்துள்ளன.

4. நிணநீர்க் குழாய்கள் மிகப் பெரிய அமைப்பாக மாறி, வலது நிணநீர்ப் பெருங்குழாய் மற்றும் மார்பு நிணநீர்ப் பெருங்குழாய்களுடன் இணைகிறது.

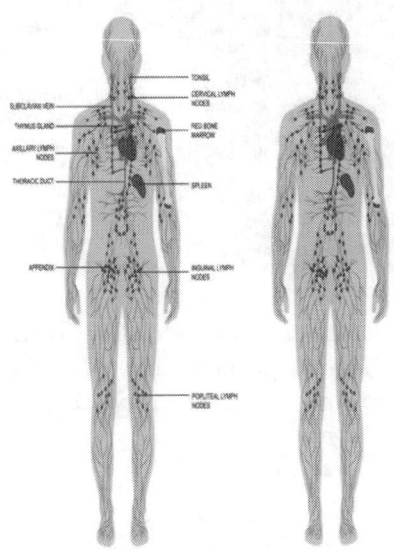

LYMPHATIC SYSTEM

5. இரு நிணநீர்ப் பெருங்குழாய்களும் சப்கிளாவியன் வெயின் என அழைக்கப்படும் மேற்பெரும் சிரையுடன் இணைகிறது.

6. நம் சிறுகுடலில் அமைந்திருக்கும் குடல் உறிஞ்சிகளின் வழியாக கொழுப்பை கிரகிக்கும் அமைப்பு லாக்டெல்ஸ் ஆகும். லாக்டெல்சின் வழியாக செரிக்கப்பட்ட கொழுப்பு உறிஞ்சப்பட்டு, நிணநீர் மண்டலத்தை வந்தடைகிறது.

நிணநீர் முடிச்சுகள்

நிணநீர்க் குழாய்களில் அங்கங்கே சிறு விதைகள் போல காட்சியளிக்கும் நிணநீர் முடிச்சுகள் அமைந்துள்ளன.

நிணநீர் முடிச்சுகள் கழுத்து, மார்பு, வயிறு, அக்குள் மற்றும் தொடைப் பகுதிகளில் அதிகமாகக் காணப்படுகின்றன. இரத்தத்தில் நுழையும் அந்நியப் பொருட்களுக்கு எதிரான எதிர்பொருட்களை உருவாக்குகின்றன நிணநீர் முடிச்சுகள். இரத்த வெள்ளையணுக்களின் வகைகளான லிம்போசைட்டுகள் மற்றும் மோனோ சைட்டுகள் ஆகிய அணுக்களை உற்பத்தி செய்கின்றன.

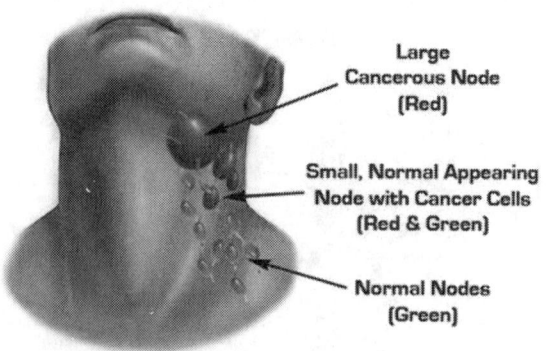

இரத்த ஓட்டத்தில் கலந்து உடலில் பரவ முயலும் நச்சுப் பொருட்கள், அந்நியப் பொருட்கள் போன்ற உடலுக்கு ஊறு விளைக்கும் பொருட்களை வடிகட்டி அழிக்கும் வேலையை நிணநீர் முடிச்சுகள் செய்கின்றன.

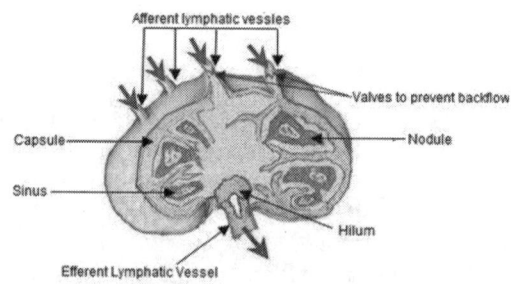

Lymph Node Structure

கைகள் அடிபடும்போதோ அல்லது கால்கள் அடிபடும் போதோ அக்குள் மற்றும் தொடைப் பகுதிகளில் சிறு சிறு முடிச்சுகள் தோன்றுகின்றன. அடிபட்ட பகுதி சரி செய்யப்படும் வரை இந்த முடிச்சுகள் அங்கு காணப்படுகின்றன. இவற்றை கிராமங்களில் நெறி கட்டுதல் என்று அழைப்பார்கள். இவைகள் தான் நிணநீர் முடிச்சுகள்.

தொண்டைப் பகுதியில் அமைந்திருக்கும் டான்சில்களும் நிணநீர் முடிச்சுகள்தான். இவை தலைக்குச் செல்லும் இரத்த ஓட்டத்தை வடிகட்டி, கழிவுகள் மற்றும் அந்நியப் பொருகளில் இருந்து தலையின் உறுப்புகளை குறிப்பாக மூளையைப் பாதுகாப்பதும் - நிணநீர் முடிச்சுகள்தான்.

பிளாஸ்மா புரதங்களை குறிப்பாக குளோபுலினை சுரப்பதும் நிணநீர் முடிச்சுகள்தான். நிணநீர் முடிச்சுகள் நிணநீர் சுரப்பிகள் என்றும் அழைக்கப்படுகின்றன.

நிணநீர் பெருங்குழாய்கள்

நிணநீர் மண்டலத்தை இரத்த ஓட்டத்தோடு இணைக்கும் வேலையைச் செய்பவை நிணநீர்ப் பெருங்குழாய்கள் ஆகும். இரண்டு நிணநீர் பெருங்குழாய்கள் நம் உடலில் அமைந்துள்ளன.

1. மார்பு நிணநீர்ப் பெருங்குழாய்
2. வலது நிணநீர்ப் பெருங்குழாய்

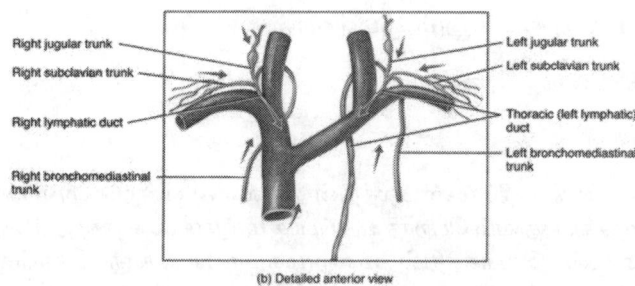

(b) Detailed anterior view

மார்பு நிணநீர்ப் பெருங்குழாய்

நமது உடலில் பல்வேறு பகுதிகளில் இருந்து வந்து சேரும் நிணநீர்க்குழாய்கள் இறுதியில் நிணநீர்ப் பெருங்குழாயில் முடிவடைகின்றன. இரு கால்கள், வயிற்றுப் பகுதி, இடது கை, மார்பின் இடது பகுதி, தலை, கழுத்து, முகம் போன்ற உறுப்புகளின் இடது புறமிருந்து உற்பத்தியாகும் நிணநீர் மார்பு நிணநீர்ப் பெருங்குழாய்க்கு வந்து சேர்கிறது.

வலது நிணநீர்ப் பெருங்குழாய்

இது மார்பு நிணநீர்ப் பெருங்குழாயை விட அளவில் சிறியதாகக் காணப்படுகிறது.

மார்பில் வலது புறம், வலது கை, வலது கால், தலை, கழுத்து

ஆகியவற்றின் இடது புறம் உற்பத்தியாகும் நிணநீர் வலது நிணநீர்ப் பெருங்குழாய்க்கு வந்து சேர்கிறது.

நிணநீர் உறுப்புகள்

நிணநீர் மண்டலத்தில் இன்னும் சில உறுப்புகளும் அமைந்துள்ளன. இவைகளும் நிணநீர் முடிச்சுகள் அல்லது சுரப்பிகளைப் போன்றவை ஆகும். நிணநீர்த் திசுக்களால் ஆன இவ்வுறுப்புகளைப் பற்றி அறிந்து கொள்வோம்.

1. மண்ணிரல்

2. தைமஸ்

3. டான்சில்ஸ்

4. அப்பெண்டிக்ஸ் எனும் குடல்வால்

5. குடல் நிணநீர் அமைப்பு

மண்ணீரல்

மண்ணீரலை நிணநீர் மண்டலத்தின் தலைவன் என்று கூறுவார்கள். நேரடியாக முக்கியத்துவம் பெறாத உறுப்பாக மண்ணீரல் காணப்படுகிறது. ஆனால், உடல் இயக்கத்தில் மறைமுகமாகப் பங்கு கொள்ளும் மண்ணிரலின் பணிகள் உடல் இயக்கத்திற்கு அடிப்படையானவை. எதிர்ப்பு இயக்கத்தை ஒழுங்கு செய்பவை.

மண்ணீரலின் பணிகளைப் பார்க்கலாம்.

1. மண்ணிரல் அனைத்துவிதமான இரத்த செல்களையும் உற்பத்தி செய்கிறது. தாயின் கர்ப்பப் பையில் சிசு வளரும் போது மண்ணீரல் நேரடியாக இரத்த செல்களை உற்பத்தி செய்கிறது. குழந்தை பிறந்த பிறகு நேரடியாக அல்லாமல் பல்வேறு விதங்களில் செயல்பட்டு இரத்த அணுக்களை உற்பத்தி செய்கிறது. உதாரணமாக, எலும்பு மஜ்ஜைக்கு சக்தியளிப்பதன் மூலம் இரத்த சிவப்பணுக்களையும், நிண நீர் முடிச்சுகளை பராமரிப்பதன் மூலம் வெள்ளை அணுக்களில் சில வகைகளையும் மறைமுகமாக உற்பத்தி செய்கிறது.

2. வயது முதிர்ந்த இரத்தச் சிவப்பணுக்களை மண்ணீரல் அழிக்கிறது.

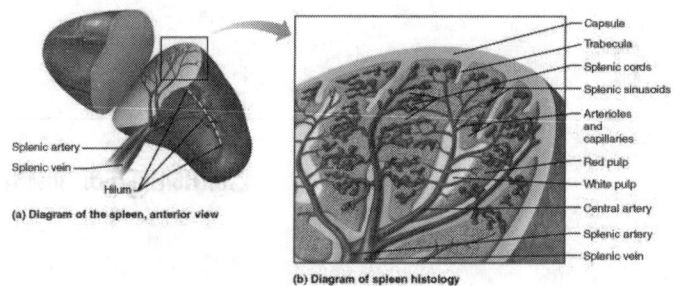

(a) Diagram of the spleen, anterior view

(b) Diagram of spleen histology

3. மண்ணீரலில் அமைந்துள்ள ஹிஸ்டோசைட்ஸ் செல்கள் அந்நியப் பொருட்களை அழிக்கும் வேலையைச் செய்கின்றன.

4. அந்நியப் பொருட்களுக்கும், உடலுக்குக் கேடு விளைவிக்கும் பொருட்களுக்கும் எதிரான எதிர்ப் பொருட்களை உற்பத்தி செய்கிறது.

5. செரிமான இயக்கத்தில் மறைமுகப் பங்காற்றும் மண்ணீரல் சக்தியைப் பிரித்தெடுக்கும் பணியில் பங்கேற்கிறது.

6. உடல் முழுவதும் அமைந்திருக்கும் மென் திசுக்களாலான உள்ளுறுப்புகளின் நிலைத்தன்மைக்கு மண்ணீரல் சக்தியளிக்கிறது.

7. உடலின் எந்தப் பகுதி பாதிப்புக்குள்ளானாலும் அங்கு நிணநீர் குவிந்து வீக்கத்தை ஏற்படுத்தி, அப்பகுதியைச் சீர்படுத்தும் பணியை மண்ணீரல் வழிநடத்துகிறது.

பிற நிணநீர்த்திசு உறுப்புகள்

தைமஸ், டான்சில்ஸ் மற்றும் குடல்வால், சிறுகுடல் பகுதிகளிலும் நிணநீர்த் திசுக்கள் எனப்படும் லிம்பாய்டு திசுக்களால் ஆன பகுதிகள் அமைந்துள்ளன.

லிம்பாய்டு திசுக்கள் அமைந்திருக்கும் எல்லா பகுதிகளும் நிணநீர் மண்டலத்தின் பணிகளைச் செய்கின்றன. குறிப்பாக, உடலுக்கு ஊறு விளைவிக்கும் பொருட்களை எதிர்த்து அழிக்கின்றன.

11

இனப்பெருக்க மண்டலம்

இனப்பெருக்கம் எதற்காக என்று தனியாகச் சொல்ல வேண்டியதில்லை. ஒவ்வொரு உயிரினமும் தன் இனத்தைப் பெருக்குவதற்கான ஓர் உயிரியல் நடவடிக்கையே இனப்பெருக்கம் ஆகும். ஒவ்வொரு உயிரினமும் தனித்தனியான இனப்பெருக்க முறைகளைக் கொண்டுள்ளன.

பொதுவாக உயிரிகளில் நடைபெறும் இனப்பெருக்க முறைகளை இரண்டாகப் பிரிக்கலாம்.

1. பாலிலா இனப்பெருக்கம்

2. பால் இனப்பெருக்கம்

பாலிலா இனப்பெருக்கம் என்பது எளிய உயிரிகளுக்கான இனப்பெருக்க முறையாகும். புரோட்டாசோவா, கடற்பஞ்சுகள், தட்டைப் புழுக்கள், குழியுடலிகள் ஆகிய உயிரினங்களில் பிளவுமுறை இனப்பெருக்கம் நடைபெறுகிறது. ஒன்று இரண்டாகவோ, பலவாகவோ பிரிந்து தன் இனத்தைப் பெருக்குகின்றன. பிளவுமுறைப் பெருக்கத்தில் உட்கரு பிளந்து பெருகுவது, உயிரினமே துண்டுகளாகப் பிரிந்து பெருகுவது, ஓர் உயிரியின் உடலில் மொட்டு போன்று வளர்ந்து - பிரிந்து இன்னொரு உயிர் உருவாவது என்று பல வழிகளில் பிளவு முறை இனப்பெருக்கம் நடைபெறுகிறது.

பாலூட்டிகளில் நடைபெறும் இனப்பெருக்க முறைதான் பால் இனப்பெருக்கம் என அழைக்கப்படுகிறது. தனித்தனியான இனப்பெருக்க உறுப்புகள், அதன் தொடர் வளர்ச்சி, இனப்பெருக்கத்திற்கான சிறப்பு இயங்கியல் என பாலூட்டிகளின் இனப்பெருக்க முறை அமைந்திருக்கிறது. இந்த உயிரினங்களிலும் பல முறைகளில் இனப்பெருக்கம் நடைபெறுகிறது.

பூச்சிகளின் இனப்பெருக்க முறை நாம் அறிந்தவற்றில் இருந்து கொஞ்சம் வித்தியாசமானது. ஆண் பூச்சிகள் இனப்பெருக்க காலத்தில் சிறு வலைகளைப் பின்னி, விந்துவைச் சேமிக்கும். பின்பு, பெண் பூச்சிகளுக்குள் தன் கால்களால் விந்துவை அள்ளி உட்செலுத்தும். இன்னும் சில முதுகெலும்பற்ற உயிரினங்கள் தன் விந்துவை பெண் கண்டுபிடிக்கும் இடத்தில் ஒளித்து வைக்கும். பெண் உயிரிகள் விந்து இருக்கும் இடத்தைக் கண்டுபிடித்து எடுத்துக் கொள்ளும். பவளப்பாறை மாதிரியான கடல்வாழ் உயிரினங்கள் ஆண் விந்துவையும், பெண் சினை முட்டையையும் கடலிலேயே வெளியிடுகின்றன. அவை இரண்டும் புறச் சூழலில் இணைந்து இனப்பெருக்கம் நடைபெறுகிறது.

பாலூட்டிகளின் இனப்பெருக்கம், குறிப்பாக மனிதன், குரங்கு, மாடு மாதிரியான உயிரினங்களின் இனப்பெருக்க முறை சிறப்பானது. இப்போது மனித இனப்பெருக்க முறை குறித்து அறிந்து கொள்ளலாம்.

ஆண் இனப்பெருக்க உறுப்புகள்

ஆண் இனப்பெருக்க உறுப்புகள் சிக்கலற்ற, எளிமையானவைகளாக அமைந்துள்ளன. ஆணுறுப்பு, விதைப்பை, விந்துப்பை, விந்து நாளம், ப்ராஸ்டேட் சுரப்பி இவற்றை அறிந்து கொண்டாலே இனப்பெருக்கத்தில் ஆணின் பங்கு முடிந்து விடுகிறது.

ஆணுறுப்பு

ஆணுறுப்பு அதிகமான ரத்தக் குழாய்களையும், சுருங்கி விரியும் தன்மையுள்ள மென் தசைகளையும், உணர் நரம்புகளையும் கொண்டுள்ளது. உடலின் ஹார்மோன்கள் இனப்பெருக்க தூண்டலை ஏற்படுத்தும் போது, அதிகப்படியான ரத்தம் ஆணுறுப்பை நோக்கிப் பாய்கிறது. ரத்த ஓட்ட அதிகரிப்பால் ஆணுறுப்பின் மென்தசைகள் இறுக்கமடைந்து விறைப்புத்தன்மை ஏற்படுகிறது.

ரத்த ஓட்டம் குறைந்த இயல்பான நிலையில் சிறுநீரை வெளியேற்றும் வேலையையும், ரத்த ஓட்டம் அதிகரித்து விறைப்புத் தன்மை ஏற்பட்ட நிலையில் விந்து திரவத்தை வெளியேற்றும் வேலையையும் செய்கிறது. ஆண் குழந்தை பிறந்தது முதல் பருவ வயதை அடையும் வரை ஆணுறுப்பு சிறுநீரை வெளியேற்றும் உறுப்பாகப் பயன்படுகிறது. பருவமடைந்த ஆணின் ஆணுறுப்பு இயல்பான நிலையில் சிறுநீரையும், விறைத்த நிலையில் விந்து திரவத்தையும் வெளியேற்றும் தன்மையோடு அமைந்திருக்கிறது. விந்து வெளியேறும் போது சிறுநீரும், சிறுநீர்

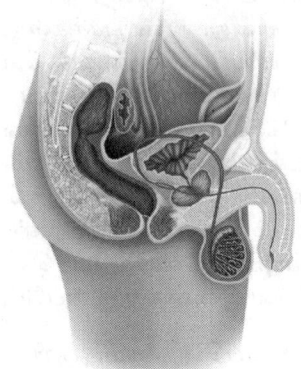

வெளியேறும்போது விந்துவும் வெளியேறாத ஒழுங்கமைவை இயற்கை ஏற்படுத்தியுள்ளது.

விதைப்பைகள்

ஆணுறுப்பின் கீழ்ப்பகுதியில் அமைந்திருக்கும் விரைப்பையில் இரண்டு விதைப்பைகள் காணப்படுகின்றன. வெயில், குளிர் போன்ற புறச் சூழல்களோ, உடலின் வெப்பம், குளிர்ச்சி போன்ற அகச்சூழலோ பாதிக்காத வண்ணம் இந்த விரைப்பை உடலுக்கு வெளியே அமைந்துள்ளது. புறச் சூழல் பாதிக்காமல் விரைப்பையின் தோல் அமைந்துள்ளது. விதைப்பைகள் இனப்பெருக்கத்தில் இரண்டு முக்கியமான வேலைகளைச் செய்கின்றன.

ஒன்று - உடலுறவுத் தேவையையும், ஆண் உடல் வளர்ச்சிகளையும் தூண்டும் ஆண் ஹார்மோனை (டெஸ்டோஸ்டிரான்) உற்பத்தி செய்வது.

இரண்டு - இனப்பெருக்கத்தில் மிக முக்கியமான விந்தணுக்களை உற்பத்தி செய்து, பாதுகாப்பது.

விந்து திரவம்

விந்து திரவத்தின் கலவையைப் புரிந்து கொண்டால் விதைப்பை மற்றும் புரொஸ்டேட் சுரப்பி இவற்றின் வேலைகளை அறிய முடியும்.

விந்து திரவம் மூன்று பகுதிகளைக் கொண்டது. பாகு போன்ற பொருள் 60 முதல் 70 சதமும், பசைத் தன்மையுள்ள பொருள் 30 - 40 சதமும் இருக்கும். இந்த இரு வகை திரவங்களும், உயிரணுக்களும் சேர்ந்ததுதான் விந்து திரவம் ஆகும். அதில் இருக்கும் விந்தணுக்கள்

விதைப்பையில் உருவாகின்றன என்று பார்த்தோம். இந்த விந்தணுக்களைக் கொண்டு செல்லும் ஊடகமாகத்தான் விந்து திரவம் பயன்படுகிறது. விந்து திரவம் இரண்டு இடங்களில் உற்பத்தியாகி, விந்தணுக்களையும் சேர்த்துக் கொண்டு இனப்பெருக்கத்திற்குப் பயன்படுகிறது.

விந்து திரவத்தில் பாகு போன்ற (Viscid) கெட்டியான பகுதியை விந்துப்பையும், வழ வழப்பான உயவுப் பொருளை (Lubricating) ப்ராஸ்டேட் சுரப்பியும் உருவாக்குகின்றன.

எண்ணிக்கையில் இரண்டாக அமைந்திருக்கும் விந்துப்பைகள் (Seminal Vesicle) சிறுநீர்ப்பையின் பின்புறத்தின் கீழ்ப்பகுதியில் இருபுறமும் உள்ளன.

விந்துப் பைகளில் இருந்து சுரக்கும் திரவமும், ப்ராஸ்டேட் சுரப்பியில் சுரக்கும் திரவமும், விதைப்பையில் உருவாகும் விந்தணுக்களும் சிறுநீர்க் குழாயில் கலந்து, உடலுறவின் போது வெளிப்படுகின்றன. விதைப்பையில் இருந்து சிறுநீர்க்குழாய்க்கு விந்தணுக்களை கொண்டுபோய்ச் சேர்க்கும் வேலையை விந்து நாளம் செய்கிறது. இது பக்கத்திற்கு ஒன்றாக இரண்டு காணப்படுகிறது. ஆண் கருத்தடை அறுவை சிகிச்சையில் இந்த விந்து நாளங்கள்தான் துண்டிக்கப்படுகின்றன. விந்தணுக்களை கொண்டுசேர்க்கும் நாளங்கள் துண்டிக்கப்படுவதால், விந்தணுக்கள் அற்ற விந்து திரவம் இன்னொரு உயிரினை உருவாக்கும் தன்மையற்றதாக இருப்பதால், உயிர் உருவாக்கம் நடைபெறுவதில்லை.

விந்து திரவத்தில் 60 - 70 சதம் உள்ள வெள்ளை நிற பாகு போன்ற பொருள் விந்தணுக்களுக்கான உணவாகப் பயன்படுகிறது. அவை வாழும் சூழலை ஏற்படுத்துகிறது. 30 - 40 சதம் கலந்துள்ள பசை போன்ற திரவம் விந்தணுக்கள் வழுக்கிக்கொண்டு பயணிப்பதற்குப் பயன்படுகிறது.

மரபுவழி அறிவியல் பார்வையில் விந்தணுக்கள் - உயிரணுக்களாகச் செயல்படும் போதுதான் இன்னொரு உயிரை அதனால் உருவாக்க முடிகிறது. விந்தணுக்கள் கண்ணுக்குத் தெரியாத உயிரை எடுத்துச் செல்லும் ஊடகமாகப் பயன்படுகிறது. குழந்தைப் பேறில்லாத ஆண்களில் சிலருக்கு விந்தணுக்கள், விந்து திரவம் எல்லாம் சரியாக இருந்தும் கரு உருவாகாத காரணம் இதுதான். விந்தணுக்கள் உயிர் ஆற்றலை எங்கிருந்து பெறுகின்றன என்பதையும், உயிராற்றல் பெற்று விந்தணுக்கள் உயிரணுக்களாக மாறுவதன் வேறுபாட்டையும் இதுவரை கருவிகள் கண்டறிய முடியவில்லை.

எல்லா விந்தணுக்களும், உயிரணுக்கள் அல்ல என்பதைத்தான் மரபுவழி அறிவியல் கூறுகிறது. அரிதான சில நேரங்களில் விந்தணுக்கள் இல்லாமல்கூட, உயிராற்றல் விந்து திரவத்தின் வழியாக கடத்தப்படுவது பயன்பாட்டு நிரூபணம் மூலமாக அறிந்துகொள்ள முடிகிறது. நவீன அறிவியலில் விந்தணுக்கள் இல்லாமல் (Azoospermia) நிராகரிக்கப்பட்ட நோயாளிகள், விந்தணுக்களின் உற்பத்தி இன்றியே இனப்பெருக்கத்திற்கு பயன்பட்டது மரபுவழி மருத்துவங்களில் நிரூபிக்கப்பட்டுள்ளது.

பெண் இனப்பெருக்க உறுப்புகள்

பாலூட்டும் உயிரின இனப்பெருக்கத்தில் பெண் இனப்பெருக்க உறுப்புகள் மிகவும் முக்கியமானவை. இனப்பெருக்கம் என்றாலே ஆண் - பெண் இரண்டு இனங்களின் பணிகளும் முக்கியத்துவம் வாய்ந்தவைதான் என்றாலும், காலம் மற்றும் தன்மை அடிப்படையிலான ஒப்பீட்டில் பெண்ணின் இனப்பெருக்கப் பணி அதிக முக்கியத்துவம் பெறுகிறது. ஆணின் இனப்பெருக்க உறுப்புகளின் வேலை உயிர் உருவாகத் தேவையான ஆரம்பநிலை வேலைகளில் மட்டுமே பயன்படுகிறது. ஆனால், உயிர் உருவாக்கம் - வளர்ச்சி உள்ளிட்ட எல்லா நிலைகளிலும் பெண் இனப்பெருக்க உறுப்புகளின் பங்கு அவசியமானது. பெண் இனப்பெருக்க உறுப்புகள் உயிர் உருவாக்கத்தின் தொடர் பணிகளில் ஈடுபட்டுக் கொண்டே இருக்கும்.

ஆணின் இனப்பெருக்க உறுப்புகள் அளவுக்கு எளிமையானதாக பெண் இனப்பெருக்க உறுப்புகள் இருப்பதில்லை. ஒன்றோடு ஒன்று தொடர்புள்ள சிக்கலான அமைப்பைப் பெண் இனப்பெருக்க உறுப்புகள் கொண்டுள்ளன.

பெண் உறுப்பு, சினைப்பைகள், கருக் குழாய்கள், கர்ப்பப் பை - இவைகள்தான் பெண் இனப்பெருக்கத்தில் மிக முக்கியப் பங்காற்றும் உறுப்புகளாகும்.

பெண் உறுப்பு (Vagina)

ஆணின் விந்து உள்ளே செல்லும் வழியாகவும், முதிர்ச்சியடைந்த குழந்தை வெளியே வரும் வழியாகவும் இருப்பது பெண்ணுறுப்பு ஆகும். சுருங்கி, விரியும் தன்மையோடு அமைந்துள்ள பெண்ணுறுப்பின் நீளம் ஒவ்வொரு பெண்ணிற்கும் மாறுபடும். இதன் சுருங்கி விரியும் தன்மை குழந்தை வெளியேவரத் தேவைப்படும் அளவையும் - பெண்ணுறுப்பின் சாதாரண அளவையும் ஒப்பிட்டாலே புரிந்துகொள்ள

முடியும். பெண் உறுப்பு இரு கால்களுக்கு இடையில் துவங்கி, கர்ப்பப் பையில் முடிவடைகிறது.

சினைப்பைகள் அல்லது கருப்பைகள் (Ovaries)

முட்டைகளின் இன்னொரு பெயர்தான் சினை. எனவே முட்டைகளை உருவாக்கும் பைகள் சினைப்பைகள் என்றும், கருப்பைகள் என்றும் அழைக்கப்படுகின்றன. இது பன்மையில் அழைக்கப்படும்போதே - சினைப்பை பக்கத்திற்கு ஒன்றாக இரண்டு அமைந்திருப்பதைப் புரிந்துகொள்ள முடியும்.

குழந்தை உருவாவதற்குக் காரணமான சினை முட்டைகளை மாதம் தோறும் உருவாக்கும் சினைப்பைகள், பாதாம் பருப்பு அளவில் காணப்படுகின்றன. மாதத்திற்கு ஒன்று என்ற எண்ணிக்கையில் கரு முட்டைகளை உருவாக்குகின்றன. அதுதவிர, பெண் ஹார்மோன்களான ஈஸ்ட்ரோஜன், ப்ரொஜெஸ்டிரான் ஆகியவற்றை சுரப்பதும் சினைப்பைகள்தான்.

பெண்ணுறுப்பு முடிவடையும் கர்ப்பப் பையோடு சினைப்பைகள் இணைக்கப்பட்டிருக்கின்றன. சினைப்பைகளையும், கர்ப்பப் பையையும் இணைக்கும் குழாய்கள்தான் பெலோப்பியன் குழாய்கள் என அழைப்பக்கப்படுகின்றன. இரண்டு சினைப்பைகளில் இருந்து, இரண்டு பெலோப்பியன் குழாய்கள் மூலம் கர்ப்பப் பையோடு இணைக்கப்பட்டிருக்கின்றன.

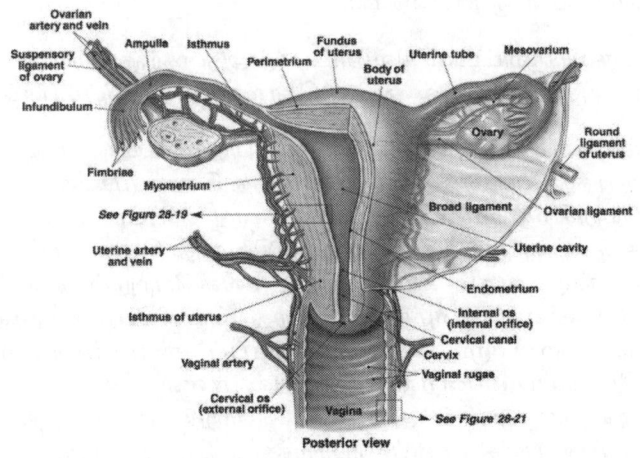

அடிப்படை உடலியல் | 105

கர்ப்பப் பை (Uterus)

பெண் இனப்பெருக்க மண்டலத்தின் மையம் - கர்ப்பப் பைதான். இதனோடு பெண்ணுறுப்பும், சினைப் பைகளும் இணைக்கப்பட்டுள்ளன. கரு உருவான பின், அது முழு வளர்ச்சி பெற்று குழந்தையாக மாறுவது கர்ப்பப் பையில் தான். கருஞ்சிவப்பு நிறத்தில் ஒரு பேரிக்காயைப் போல, மேல் பகுதி பெருத்தும் கீழ்ப்பகுதி சிறுத்தும் கர்ப்பப் பை அமைந்திருக்கும். கர்ப்பப் பையின் பெருத்த மேல் பகுதியில்தான் பெலோப்பியன் குழாய்கள் மூலம் சினைப்பைகள் இருபுறமும் இணைந்திருக்கும்.

கர்ப்பப் பையின் கழுத்துப் பகுதியின் பெயர் செர்விக்ஸ் என அழைக்கப்படுகிறது. இப்பகுதியில் சுரக்கும் பிசு பிசுப்பான வெள்ளை திரவம் உடலுறவில் முக்கியப் பங்கு வகிப்பதோடு, விந்து திரவம் கர்ப்பப் பைக்குள் வழுக்கிக்கொண்டு செல்வதற்கும் பயன்படுகிறது.

சினை முட்டை சுழற்சி

சினைப்பையில் சினை முட்டைகள் ஒவ்வொரு மாதமும் ஐந்திலிருந்து ஆறு முட்டைகள் முதிர்ச்சியடையத் துவங்கும். அதில் முழு முதிர்ச்சியடைந்த ஒன்று மட்டும் பெலோப்பியன் குழாய் வழியாக நகர்ந்து கர்ப்பப் பையை நோக்கி வரஆரம்பிக்கும். இந்த நகர்ச்சி காலத்தில் ஆணின் விந்தணுக்கள் கர்ப்பப் பைக்கு வரும் போது, அதிலிருக்கும் உயிரணுவை ஈர்த்து முட்டை கருவாகிறது. கருவாகும் இந்த நிகழ்வு நடைபெறுவது கர்ப்பப் பையில் அல்ல. பெலோப்பியன் குழாயில்தான்.

கரு உருவாகி விட்டால் சில நாட்களில் அது நகர்ந்து கர்ப்பப் பைக்குச் சென்று, அதன் சுவற்றில் ஒட்டிக்கொண்டு வளர ஆரம்பிக்கிறது.

விந்தணுக்கள் கர்ப்பப் பைக்கு வராத போதும், உயிரணுவை முட்டை கண்டுபிடித்து ஈர்க்காத போதும் - அந்த சினை முட்டை சிதைந்து வெளியேறுகிறது. சினை முட்டையானது கர்ப்பப் பைக்கு வரும் போதே சிதைவு துவங்கிவிடுகிறது. சிதைந்த சினை முட்டையை, உடலில் சுற்றி வரும் கழிவு ரத்தம் வெளியேற்றும் நிகழ்ச்சிதான் மாத விலக்கு என அழைக்கப்படுகிறது. வெளியேறும் ரத்தத்தோடு சிதைந்த சினை முட்டையும், கர்ப்பப் பையின் கழிவுகளும் வெளியேற்றப்படுகின்றன. ரத்தத்தில் உள்ள வெளியேற்றப்பட வேண்டிய கழிவுகளின் அளவைப் பொறுத்தும், சிதைந்த சினை முட்டையின் பகுதிகளைப் பொறுத்தும் பெண் உடலில் இருந்து

வெளியேறும் ரத்தத்தின் அளவு தீர்மானிக்கப்படுகிறது. 28 நாட்கள் முதல் 30 நாட்களுக்கு ஒருமுறை சினை முட்டையைச் சிதைத்து வெளியேற்றும் சுழற்சிதான் மாதவிடாய் சுழற்சி எனப்படுகிறது. இது பொதுவாக மூன்று நாட்கள் முதல் ஏழு நாட்கள் வரை நடைபெறுகிறது. ஆனாலும், ஒவ்வொரு உடலிற்குத் தகுந்தவாறு வெளியேறும் ரத்தத்தின் அளவும், வெளியேறும் நாட்களும் வேறுபடுகின்றன.

சினை முட்டையை முதன் முதலில் முதிர்ச்சி அடைய வைத்து, சிதைத்து வெளியேற்றும் செயல்தான் பூப்படைதல் அல்லது பருவமடைதல் என அழைக்கப்படுகிறது. பருவமடைந்ததில் இருந்து சினை முட்டைகள் உற்பத்தி நிற்கும் வரை கரு உருவாகும் வாய்ப்பு இருந்துகொண்டே இருக்கிறது. பொதுவாக, சினை முட்டைகள் உருவாவது நிற்பது 50 வயது முதல் 70 வயது வரை நிகழ்கிறது. வாழ்க்கை முறை மாற்றம் காரணமாக மாதவிடாய் நிற்கும் வயது சமீப காலத்தில் குறைந்து வருகிறது. இப்படி மாதவிடாய் நிற்பதையே மெனோபாஸ் என்று அழைக்கிறார்கள்.

நவீன வாழ்க்கை முறையில் இருக்கும் பல பெண்களுக்கு மெனோபாஸ் என்பதே நோய் போல அச்சம் ஏற்படுத்தப் பட்டிருக்கிறது. மாதவிடாய் சுழற்சி என்பது ஒரு தனித்த நிகழ்வு அல்ல. நம் வாழ்வின் ஒரு தவிர்க்க முடியாத பகுதி என்பதையும், சுழற்சி நிற்பது என்பதும் இயல்பான விஷயம் என்பதையும் புரிந்துகொள்ள வேண்டும். பூப்பெய்துதல் குறிப்பிட்ட வயதுக்கு முன்பே நடப்பதும், மாதவிடாய் குறிப்பிட்ட வயதுக்கு முன்பே நின்று விடுவதும், தொந்தரவுகளோடு இருப்பதும் நம் நாகரிக வாழ்க்கை முறையின் விளைவுகள்.

பசிக்கு உணவு, தாகத்திற்கு தண்ணீர், சோர்வுக்கு ஓய்வு, இரவானால் தூக்கம் - என்ற எளிய வாழ்க்கையில் இப்போது இருக்கும் நவீன தொந்தரவுகள் எதுவும் இல்லை. உடலியலை முழுவதும் புரிந்து கொள்ளாமலேயே நம் முன்னோர்கள் தங்கள் மரபான வாழ்க்கை முறை மூலம் நீடித்த ஆரோக்கியத்தைப் பெற்றிருந்தார்கள்.

நம் வாழ்க்கை முறையின் அடிப்படைகள் மாறியிருப்பதன் விளைவே - கரு வளர்ப்பு மருத்துவமனைகளின் அதிகரிப்பாக வெளிப்படுகிறது.

12

நாளமில்லாச் சுரப்பிகள்

நம் உடலின் நாளமில்லாச் சுரப்பிகள் பலவகையான பணிகளுக்கான அடிப்படைக் காரணிகளாக அமைந்துள்ளன. அவற்றின் பணிகளையும், அமைவிடங்களையும் அறிந்து கொள்ளலாம்.

நம் உடலுக்குத் தேவையான சுரப்பு நீர்களை வெளிப்படுத்தும் அமைப்பை சுரப்பிகள் என்ற பெயரால் அழைக்கிறோம். நம் உடலில் அமைந்துள்ள சுரப்பிகளை இரண்டு வகையாகப் பிரிக்கலாம்.

1. நாளமுள்ள சுரப்பிகள்

2. நாளமில்லாச் சுரப்பிகள்

நாளம் என்பது குழலைக் குறிக்கும் சொல்லாகும். குழாய்கள் வழியாக சுரக்கும் அமைப்பைக் கொண்டுள்ள சுரப்பிகள் நாளமுள்ள சுரப்பிகள் என்றும், குழாய்கள் இல்லாமல் நேரடியாக சுரப்பு நீர்களைச் சுரக்கும் சுரப்பிகள் நாளமில்லா சுரப்பிகள் என்றும் அழைக்கப்படுகின்றன.

நாளமில்லா சுரப்பிகளிலும் இரண்டு வகைகள் இருக்கின்றன.

1. வெளிப்புறச் சுரப்பிகள் (Exocrine glands)

2. உட்புற சுரப்பிகள் (Endocrine glands)

இவற்றில் வெளிப்புறச் சுரப்பிகள் என்பவை இரத்தம், நிணநீர் தவிர பிற பகுதிகளில் அல்லது உறுப்புகளில் கலக்கும் படியான நீர்களைச் சுரக்கும் சுரப்பிகளைக் குறிக்கின்றன. வாயில் சுரக்கும் உமிழ்நீரும், இரைப்பையில் சுரக்கும் ஹைட்ரோ குளோரிக் அமிலமும் நாளமில்லாத சுரப்பு நீர்கள் தான். ஆனால், அவை நேரடியாக அந்தந்த உறுப்புகளுக்குள்

சுரக்கின்றன. இவ்வாறு சுரக்கும் சுரப்பிகளை வெளிப்புறச் சுரப்பிகள் என்று அழைக்கிறார்கள். இவற்றில் கண்ணீரைச் சுரக்கும் கண்களும், வியர்வையைச் சுரக்கும் தோலும் அடக்கம்.

நேரடியாக, இரத்த ஓட்டத்திலோ அல்லது நிணநீரிலோ கலந்து, முழு உடலுக்கும் பயன்படும் விதத்தில் பணியாற்றும் சுரப்பு நீர்கள் ஹார்மோன்கள் என்று அழைக்கப்படுகின்றன. ஹார்மோன்களைச் சுரக்கும் சுரப்பிகளை உட்புறச் சுரப்பிகள் என்று அழைக்கிறோம். ஹார்மோன் என்ற கிரேக்கச் சொல்லிற்கு தூண்டும் பொருள் என்ற அர்த்தம். தனிச்சிறப்பான தூண்டும் நீரை ஹார்மோன் என்ற சொல்லால் அழைக்கிறோம்.

ஹார்மோன் சுரப்பிகள்

நம் உடலில் நூற்றுக்கணக்கான ஹார்மோன்கள் உடல் இயக்கத்தில் பங்கேற்பதற்காக சுரக்கின்றன. இன்னும் பல ஹார்மோன்கள் கண்டுபிடிக்கப்படவே இல்லை. கண்டுபிடிக்கப்பட்டிருக்கும் சில ஹார்மோன்களின் முழு இயங்கியல் தன்மை இன்னும் உறுதி செய்யப்படவில்லை.

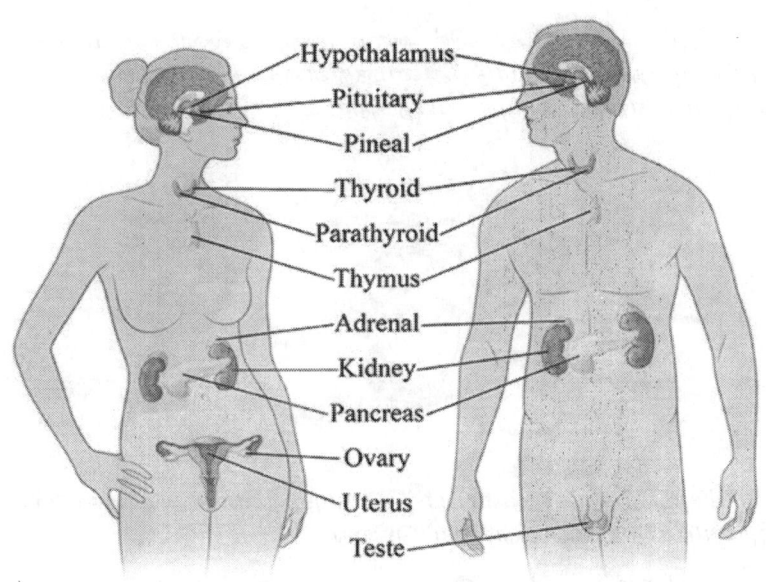

இதுவரை ஆய்வாளர்களால் ஓரளவு புரிந்து கொள்ளப்பட்ட சில

நாளமில்லாச் சுரப்பிகள் பற்றி அறிந்துகொள்ளலாம்.

1. பிட்யூட்டரி சுரப்பி
2. தைராய்டு சுரப்பி
3. அட்ரினல் சுரப்பி
4. பால் இனச் சுரப்பிகள்
5. கணையச் சுரப்பி
6. பீனியல் சுரப்பி
7. தைமஸ் சுரப்பி

பிட்யூட்டரி சுரப்பி

பிட்யூட்டரி சுரப்பியானது கபாலக்குழியில் சிறுமூளைக்கு அடியில், கண்களுக்கு நேர் பின்புறமாக அமைந்துள்ளது. இதன் எடை சுமார் 0.5 கிராம் ஆகும். பயறு வடிவத்தில் அமைந்திருக்கும் பிட்யூட்டரி சுரப்பி நாளமில்லா சுரப்பிகளின் தலைவன் என்று அழைக்கப்படுகிறது.

பிட்யூட்டரி சுரப்பி உடலில் அமைந்துள்ள எல்லா சுரப்பிகளையும் தூண்டும் தன்மையோடு அமைந்துள்ளதால் இது சுரப்பிகளின் தலைவன் என்று அழைக்கப்படுகிறது.

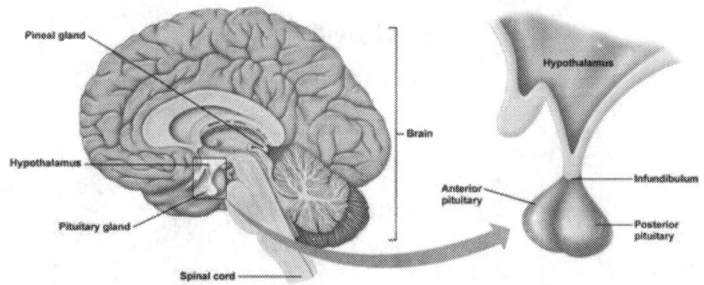

பிட்யூட்டரி சுரப்பி அமைப்பு ரீதியாகவும், தன்மை அடிப்படையிலும் இரண்டு பிரிவாகப் பிரிக்கப்படுகிறது.

1. சுரப்பியின் முன்பகுதி
2. சுரப்பியின் பின்பகுதி

பிட்யூட்டரி சுரப்பியின் முன்பகுதி சில ஹார்மோன்களையும், பின் பகுதி இன்னும் சில ஹார்மோன்களையும் சுரக்கிறது.

முன்பகுதி சுரப்பியின் ஹார்மோன்கள்

பிட்யூட்டரி சுரப்பியின் முன்பகுதியில் மற்ற சுரப்பிகளைக் கட்டுப்படுத்தும் விதத்திலான ஹார்மோன்களைச் சுரக்கிறது. இந்த வகை ஹார்மோன்களுக்கு ட்ராபிக் ஹார்மோன்கள் என்று பெயர்.

ட்ராபிக் ஹார்மோன்கள் ஐந்து வகைப்படும்.

1. வளர்ச்சி ஹார்மோன்
2. தைராய்டு தூண்டல் ஹார்மோன்
3. அட்ரினல் தூண்டல் ஹார்மோன்
4. பாலினச் சுரப்பி தூண்டல் ஹார்மோன்
5. பால் சுரப்பி தூண்டல் ஹார்மோன்

முழு உடல் வளர்ச்சிக்கும் வளர்ச்சி ஹார்மோன் துணைபுரிகிறது. தைராய்டு தூண்டல் ஹார்மோன் தைராய்டு சுரப்பியைத் தூண்டி, அதன் வேலையை செய்வதற்காகப் பயன்படுகிறது. அட்ரினல் சுரப்பியைத் தூண்டி, அதன் சுரப்புகளை வெளிப்படுத்த உதவுவது - அட்ரினல் தூண்டல் ஹார்மோன் ஆகும். அதேபோல, பாலினச் சுரப்பிகளைத் தூண்டும் வேலையை பாலினச் சுரப்பி தூண்டல் ஹார்மோன் செய்கிறது. இது லூட்டினைசிங் ஹார்மோன் மற்றும் ஃபாலிக்கிள் தூண்டல் ஹார்மோன் என இரு வகைப்படும். பால் சுரப்பிகளை பிற ஹார்மோன்களுடன் இணைந்து தூண்டும் வேலையை பால் சுரப்பி தூண்டல் ஹார்மோன் செய்கிறது.

பிட்யூட்டரி சுரப்பியின் முன்பகுதி ஹார்மோன்கள் உடலிற்கு சரிவரக் கிடைக்காதபோது உடலின் முழு வளர்ச்சியும் சமச்சீரற்று இருக்கும். அதேபோல, தைராய்டு, அட்ரினல், பாலினச் சுரப்பிகள் இவைகளின் பணிகளும் சரிவர நடைபெறாது.

பின்பகுதி சுரப்பியின் ஹார்மோன்கள்

பிட்யூட்டரி சுரப்பியின் பின்பகுதியில் இரண்டு ஹார்மோன்கள் சுரக்கின்றன.

1. ஆக்சிடோசின்

2. வேசோபிரெசின்

ஆக்சிடோசின் ஹார்மோன் கர்ப்பப் பை தசைகளைக் கட்டுப்படுத்துகிறது. தேவைக்கேற்ப சுருங்கி, விரியும் பணியை தூண்டுகிறது. மகப்பேறு காலத்தில் கூடுதலான இரத்த வெளியேற்றத்தை நிறுத்துவதும், நச்சுக்கொடி வெளியேறத் துணை புரிவதும் ஆக்சிடோசின் ஹார்மோன் தான். பால் சுரப்பிகளைத் தூண்டி, நாளங்களைத் தூண்டி, பால் சுரக்கச் செய்கிறது. இந்த ஹார்மோனைத்தான் செயற்கை முறையில் தயார் செய்து, மகப்பேறு காலத்திலும், பசு மாடுகள் கூடுதலாக பால் சுரப்பதற்காகவும் பயன்படுத்துகின்றனர்.

வேசோபிரசின் ஹார்மோன் இரத்த நாளங்களைச் சுருங்கச் செய்து, சிறுநீரைப் பிரிக்கும் பணியில் உதவுகிறது. சிறுநீரகக் குழல்களின் ஹென்லி வளைவுகளில் செயல்பட்டு, நீர் திரும்ப உறிஞ்சுதலைக் கட்டுபடுத்துகிறது.

தைராய்டு சுரப்பி

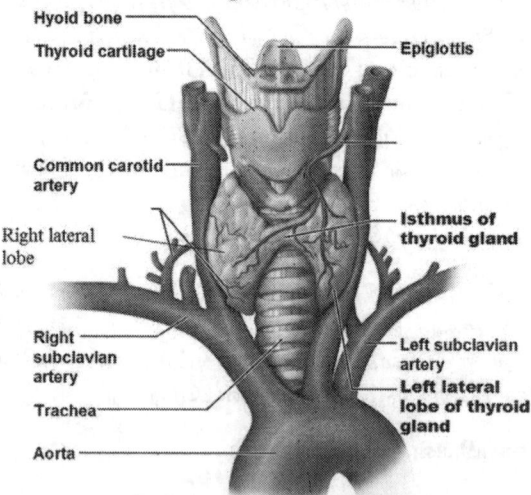

Gross anatomy of the thyroid gland, anterior view

தைராய்டு சுரப்பி கழுத்தின் முன்பக்கத்தில் அமைந்துள்ளது. நம் உடலில் அமைந்துள்ள சுரப்பிகளிலேயே பெரிய நாளமில்லாச் சுரப்பி தைராய்டுதான்.

தைராய்டு சுரப்பியின் வலது, இடது பக்கங்கள் உருவில் சற்று பெரியதாகவும், இடைப்பட்ட நடுப்பகுதி கனம் குறைந்ததாகவும் காணப்படுகிறது. வல, இட பகுதிகளை இணைக்கும் கனம் குறைந்த பகுதிக்கு இஸ்துமஸ் என்று பெயர். தைராய்டு சுரப்பி மூன்று தமணிகளின் வழியாக இரத்த ஓட்டத்தைப் பெறுகிறது.

தைராய்டு சுரக்கும் ஹார்மோனின் பெயர் - தைராக்ஸின் என்பதாகும். தைராய்டு சுரப்பி பிட்யூட்டரியின் தைராய்டு தூண்டல் ஹார்மோனால் தூண்டப்படுகிறது.

தைராக்சினின் பணிகள்

1. உடலின் பொதுவான வளர்ச்சிக்குத் துணை புரிகிறது.

2. இதயத் துடிப்பு, இரத்த அழுத்தம், உடல் வெப்பம் ஆகியவற்றை உடலின் வளர்சிதை மாற்றங்களின் மூலம் கட்டுப்படுத்துகிறது.

3. உடல் செல்கள் உயிர்க்காற்றை உள்கவர்ந்து செல்வதற்கு உதவுகிறது.

பாரா தைராய்டு சுரப்பி

பாரா தைராய்டு சுரப்பிகள் தைராய்டு சுரப்பியின் முன், பின் புறப்பகுதிகளில் அமைந்துள்ளன. நான்கு சுரப்பிகளாக, பக்கத்திற்கு இரண்டு என்ற அடிப்படையில் அமைந்துள்ளன.

பாரா தைராய்டு சுரப்பிகள் பேராதார்மோன் மற்றும் கால்சிடோனின் என்ற இரு ஹார்மோன்களைச் சுரக்கின்றன. இரத்தத்தில் கால்சியம் அளவு குறையும்போது பேராதார்மோன் சுரந்து, கால்சிய அளவை அதிகரிக்கத் துணைபுரிகிறது. இரத்தத்தில் கால்சியம் அளவு அதிகரிக்கும்போது கால்சிடோசின் சுரந்து, கால்சிய அளவைக் கட்டுப்படுத்துகிறது.

அட்ரினல் சுரப்பி

அட்ரினல் சுரப்பி சிறுநீரகங்களின் மேல் புறத்தில் தொப்பி போன்று அமைந்துள்ளன. அட்ரினல் சுரப்பிகள் அமைப்பையும், தன்மையையும் பொறுத்து இரண்டாகப் பிரிக்கப்படுகின்றன.

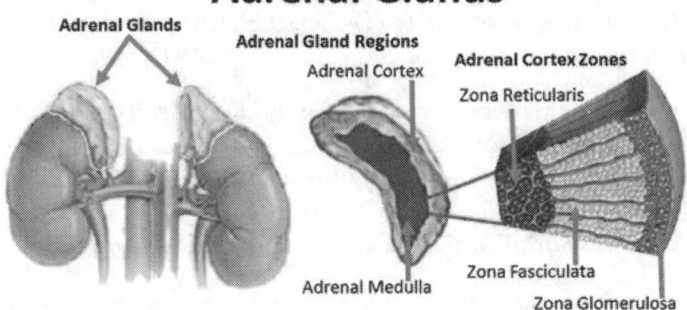

1. கார்டெக்ஸ்

2. மெடுல்லா

அட்ரினல் சுரப்பியின் கார்டெக்ஸ் பகுதி இரண்டு ஹார்மோன்களைச் சுரக்கிறது.

1. கார்டிசோன்

2. அல்டோஸ்டிரான்

கார்டிசோன் ஹார்மோன் சர்க்கரை வளர்சிதை மாற்றத்தில் பங்கு பெறுகிறது. உடலில் சேமித்து வைக்கப்பட்டுள்ள செறிவூட்டப்பட்ட சர்க்கரையான கிளைக்கோஜனை மறுபடியும் சர்க்கரையாக மாற்றுவதற்கு உதவுகிறது. புரதப் பொருட்களை மாவுப் பொருட்களாக மாற்றவும் உதவுகிறது.

அல்டோஸ்டிரான் ஹார்மோன் உடலிலுள்ள தாதுப் பொருட்களின் சமநிலையை பாதுகாக்கிறது. திசுக்களின் நீர்ச் சமநிலையை பராமரிக்கிறது.

சில நேரங்களில் கார்டெக்ஸ் பகுதியில் இருந்து ஸ்டீராய்டு வகை ஹார்மோன்கள் சுரக்கப்படுகின்றன.

மெடுல்லா பகுதியிலிருந்து சுரக்கப்படும் ஹார்மோனின் பெயர் - அட்ரினலின். இதயத் துடிப்பினை முடுக்குவதற்கும், இதயத் தசைகளின் சுருங்கி விரியும் தன்மையையும் உறுதிப் படுத்துகிறது. இரத்த நாளங்களை சுருங்கச்செய்து உடல் தேவைக்கேற்ப இரத்த அழுத்தத்தை உயர்த்துகிறது. வியர்வைச் சுரப்பி, கோழைச் சுரப்பிகளின்

இயக்கத்தைத் தூண்டவும், கட்டுப்படுத்தவும் செய்கிறது. தசைகளின் செயல்திறனை அதிகரிக்கிறது. கிளைக்கோஜன் - சர்க்கரையாக மாற்றப்படும் இயக்கத்தில் பங்கேற்கிறது.

பாலினச் சுரப்பிகள்

ஆண்களுக்கு விந்துச் சுரப்பியும், பெண்களுக்கு அண்டச் சுரப்பியும் நாளமில்லாச் சுரப்பிகளாகும். ஆண்களின் விந்தகத்தில் உருவாகும் ஹார்மோன்கள் இரண்டு.

1. டெஸ்டோஸ்டீரான்

2. ஆண்ட்ரோஜன்

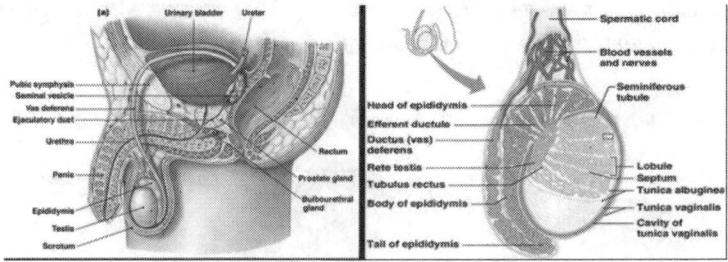

இரண்டு ஹார்மோன்களின் பணிகள்:

1. விந்தணுக்களை அதிக அளவில் உற்பத்தி செய்தல்.

2. இரண்டாம் நிலை பால்பண்புகளை வளர்ச்சியடையச் செய்தல்

3. புரத வளர்சிதை மாற்றத்தில் உதவி செய்தல்

4. எலும்பு வளர்ச்சி, தோல் நிறமியான மெலனின் உற்பத்தி, இரத்த சிவப்பணுக்கள் உற்பத்தி ஆகியவற்றில் முக்கியப் பங்காற்றுகின்றன.

5. தாது உப்புகளைச் சேமிப்பதற்கான சிறப்பு ஹார்மோன்களை தூண்டுகின்றன.

பெண்களின் அண்டச் சுரப்பியில் சுரக்கும் ஹார்மோன்கள் இரண்டு.

1. ஈஸ்ட்ரோஜன்

2. புரோஜெஸ்டிரான்

இவை இரண்டின் பணிகள்:

1. அண்டத்தின் வளர்ச்சியை ஊக்குவிக்கிறது.

2. கர்ப்பப்பை சுவர்களில் சுரப்பிகள் வளர்வதற்கும், அவற்றின் இரத்த ஓட்டத்திற்கும் தூண்டுதலாக இருக்கின்றன.

3. இனப்பெருக்க உறுப்புகளின் சுரப்பிகளைத் தூண்டுகின்றன.

4. புரத அளவின் மாற்றங்களுக்குக் காரணமாக இருக்கிறது.

கணையச் சுரப்பி

நம் உடலில் அமைந்திருக்கும் உறுப்புதான் - கணையம். இந்த உறுப்பில் இருந்து சுரக்கப்படும் கணைய நீர் நேரடியாக சிறுகுடலுக்குச் சென்று செரிமானத்தில் பங்குபெறுகிறது.

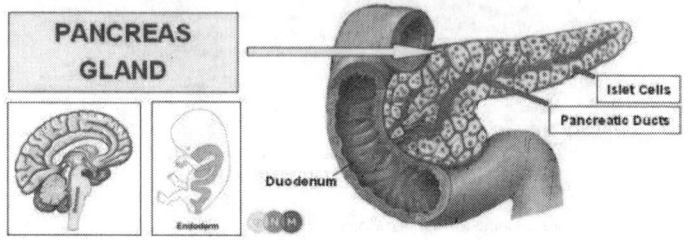

கணையத்தில் அமைந்துள்ள லாங்கர்ஹான்ஸ் திட்டுகளில் இரண்டுவிதமான ஹார்மோன்கள் சுரக்கின்றன.

1. இன்சுலின்
2. குளுககோன்

இன்சுலின் ஹார்மோன் மாவுப் பொருட்களில் இருந்து சர்க்கரையை உருவாக்கவும், எஞ்சியுள்ள சர்க்கரையை கிளைக்கோஜனாக மாற்றிச் சேமிக்கவும் உதவுகிறது. கொழுப்பு, புரதம் ஆகியவற்றின் வளர்சிதை மாற்றத்திலும் இன்சுலின் ஒழுங்கு செய்யும் பணிகளைச் செய்கிறது.

குளுககோன் ஹார்மோன் இன்சுலினுக்கு முரணான பணிகளைக் கொண்டுள்ள ஹார்மோன் ஆகும். கிளைக்கோஜன் சேமிப்பை சிதைக்கும் பணியைச் செய்கிறது.

பீனியல் சுரப்பி

பீனியல் சுரப்பி மூளைக்கு அடிப்பகுதியில் அமைந்துள்ளது. குழந்தைப் பருவத்தில் இச்சுரப்பியின் அமைப்பு தெளிவாகக் காணப்படுகிறது. ஏழு வயதிற்குப் பிறகு மூளைக்கு உட்புறமாக வளர்ந்து, நார் போன்ற தன்மையுடையதாகிறது.

இச்சுரப்பியின் ஹார்மோன் பாலினச் சுரப்பிகளின் அதீத வளர்ச்சியைக் கட்டுப்படுத்துவதாகக் கண்டறியப்பட்டுள்ளது. பீனியல் சுரப்பியின் ஒரு ஹார்மோன் - மெலடோனின்.

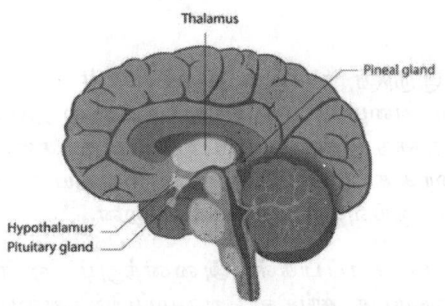

Pineal gland

இது இரவு நேரத்தில், நாம் தூங்குகிறபோது சுரக்கும் ஹார்மோன் ஆகும். இது தோல் பராமரித்தலில் துவங்கி, இன்னும் பலவிதமான வேலைகளைச் செய்வதாக கண்டுபிடிக்கப்பட்டுள்ளது.

பீனியல் சுரப்பியின் ஹார்மோன்கள் பற்றியும், அதன் விரிவான பணிகள் பற்றியும் இன்னும் கண்டுபிடிக்கப்படவில்லை.

தைமஸ் சுரப்பி

தைமஸ் சுரப்பி மார்புக் கூட்டிலுள்ள மூச்சுக் குழாய் இரு பிரிவாகப் பிரியும் இடத்திற்கு முன்பாக தைராய்டு சுரப்பிக்கு சற்றுக் கீழே அமைந்துள்ளது.

பருவம் அடைவதற்கு முன்பாக தைமஸ் சுரப்பியின் பணிகள் அதிகமானதாக இருக்கலாம் என்றும், வளர்ச்சி பெற்ற நபர்களிடம் என்ன விதமான வேலைகளைச் செய்கிறது என்பதனை இன்னும் கண்டுபிடிக்க முடியவில்லை என்றும் ஆய்வாளர்கள் தெரிவிக்கின்றனர்.

THE THYMUS GLAND

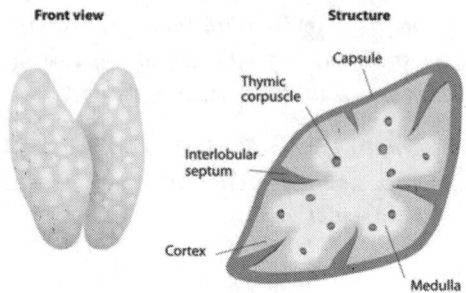

தைமஸில் இருந்து சுரக்கும் ஹார்மோன் - தைமிக் ஹ்யூமரல் பேக்டர் என்று அழைக்கப்படுகிறது. உடலில் நுழையும் அந்நியப் பொருட்கள், நச்சுத் தன்மையுடைய பொருட்களை அடையாளம் கண்டு அவற்றைக் கட்டுப்படுத்தும் வேலையை தைமஸ் செய்வதாக அண்மைக்கால ஆய்வுகள் தெரிவிக்கின்றன.

நாளமில்லாச் சுரப்பிகள் அனைத்தும் ஒன்றுடன் ஒன்று தொடர்புள்ளவையாக சங்கிலி அமைப்பில் அமைந்துள்ளது. ஒரு ஹார்மோன் இன்னொரு ஹார்மோனைத் தூண்டுவதாகவும், ஒரு ஹார்மோன் இன்னொரு ஹார்மோனைக் கட்டுப்படுத்துவதாகவும் அதன் பணிகள் அமைந்துள்ளன. சில ஹார்மோன்கள் இணைந்து வேலை செய்யும் தன்மையுடனும், இன்னும் சில ஹார்மோன்கள் முரணான பண்புகளைக் கொண்டவைகளாகவும் அமைந்துள்ளன. இந்த ஹார்மோன் சங்கிலியில் எந்த ஒரு ஹார்மோன் பாதிப்படைந்தாலும், சீர்கெட்டாலும் அது பிற ஹார்மோன்களின் இயக்கத்தையும் சீர்குலைக்கிறது.

பெரும்பாலான ஹார்மோன்கள் - மனநிலை அடிப்படையிலேயே தூண்டப்படுகின்றன. ஹார்மோன்களின் ஒழுங்கு சீர்கெடாமல் இருக்க மனச்சமநிலையும், முழுமையான தூக்கமும் அவசியமாகிறது.

13

புலன் உறுப்புகள்

புற உலகின் செய்திகளை உடலுக்குள் கடத்தும் பணியைச் செய்பவைகளே - புலன் உறுப்புகள் ஆகும். "எண் சாண் உடம்புக்கு சிரசே பிரதானம்" என்று கூறுவதற்கு ஏற்றாற் போல, நமது தலையில்தான் பெரும்பாலான புலன் உறுப்புகள் அமைந்துள்ளன.

நவீன அறிவியலில் ஐந்து புலன் உறுப்புகளை உணர் ஏற்பிகள் என்று அழைக்கிறார்கள். மரபு வழி அறிவியலில் பஞ்சேந்திரியங்கள் என அழைக்கப்படும் புலன் உறுப்புகள் ஐந்து வகையான வேலைகளைச் செய்கின்றன.

1. ஒளி உணர் ஏற்பு
2. ஒலி உணர் ஏற்பு
3. நுகர் உணர் ஏற்பு
4. சுவை உணர் ஏற்பு
5. தொடு உணர் ஏற்பு

மேற்கண்ட ஐந்து பணிகளை ஐந்து புலன் உறுப்புகள் செய்கின்றன.

1. ஒளி உணர் ஏற்பை - கண்கள் செய்கின்றன
2. ஒலி உணர் ஏற்பை காதுகள் செய்கின்றன
3. நுகர் உணர் ஏற்பை மூக்கு செய்கிறது
4. சுவை உணர் ஏற்பை நாக்கு செய்கிறது
5. தொடு உணர் ஏற்பை தோல் செய்கிறது

ஐந்து புலன் உறுப்புகளில் உடலியல் பாடங்கள் மூலம் இரண்டு உறுப்புகளை ஏற்கனவே அறிந்திருக்கிறோம். சுவாச மண்டலம் பற்றி படிக்கும் போது மூக்கையும், கழிவு நீக்க மண்டலம் பற்றி படிக்கும் போது தோல் பற்றியும் ஏற்கனவே அறிந்திருக்கிறோம்.

எனவே, இப்பகுதியில் கண்கள், காதுகள், நாக்கு ஆகிய புலன் உறுப்புகள்பற்றி அறிந்து கொள்வோம்.

கண்கள்

நம் உடலில் கண்கள் காட்சிகளைப் பார்ப்பதற்காக மட்டுமல்லாமல், புற உலகின் ஒளிக்காட்சிகளைப் பதிவு செய்து நரம்புகள் வழியாக மூளைக்கு அனுப்பவும் பயன்படுகின்றன.

நம் உடலில் அமைந்திருக்கும் பஞ்சபூதங்கள் ஐந்து வகையான உள்வாங்கல் பணிகளைச் செய்கின்றன. அவற்றிற்குத் துணை புரியும் உறுப்புகள்தான் பஞ்சேந்திரியங்கள். அவ்வடிப்படையில் கண்கள் மரம் மூலகத்தின் வெளிப்புற உறுப்பாகும்.

கபால எலும்பின் முன்புறத்தில் அமைந்துள்ள இரு பள்ளங்களில் கண்கள் அமைந்துள்ளன.

கண்களின் அமைப்பும், இயக்கமும்

கண்கள் அமைந்துள்ள கோளம் விழிக்கோளம் என அழைக்கப்படுகிறது. மென் தசைகள் விழிக்கோளத்தைச் சுற்றி அமைந்துள்ளதால் கண்களால் எல்லாத் திசைகளிலும் சுழன்று இயங்க முடிகிறது.

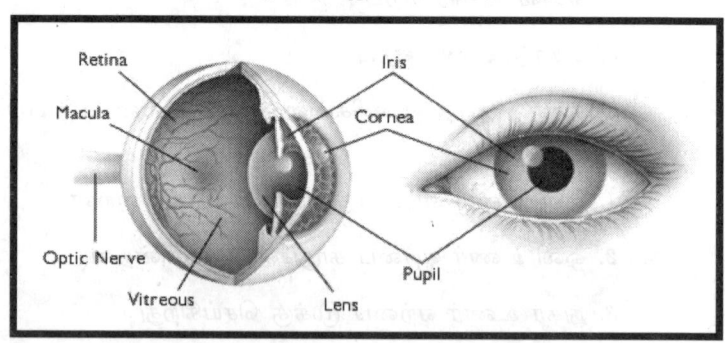

விழிக்கோளத்தில் ஒன்றன் மீது ஒன்றாக மூன்று உறைகள் அமைந்துள்ளன.

1. விழி வெளிப்படலம்
2. விழி கரும்படலம்
3. விழித்திரை

விழி வெளிப்படலம் - வெண்மையானது. வெள்ளை விழி என்று அழைக்கப்படும் இந்த வெளிப்படலம் ஒளி ஊடுருவும் தன்மையுடையது. இப்பகுதியில் இரத்த நாளங்கள் கிடையாது. உணர்வு நரம்புகளால் பின்னப்பட்டிருக்கிறது. விழி வெளிப்படலத்தில் ஒளி ஊடுருவும் கார்னியா பகுதியும், ஆப்டிக் நரம்புகளின் துவக்கப்பகுதியும் அமைந்துள்ளது.

விழி கரும்படலம் தான் கொண்டுள்ள நிறமிகளால் கருப்பு நிறமாகக் காட்சியளிக்கிறது. விழியின் இரண்டாவது உறையான விழி கரும்படலத்தில் இரத்த நாளங்கள் அமைந்துள்ளன.

இந்த விழி கரும்படலம் மூன்று பகுதிகளைக் கொண்டது.

1. கரும்படலம்
2. சிலியரித் தசை
3. விழியடி கரும்படலம்

விழி கரும்படலத்தில் அமைந்திருக்கும் மையப் பகுதியில் சிறிய துவாரம் போன்ற கண்மணி அமைந்துள்ளது. இது கண் பாவை என்று அழைக்கப்படுகிறது. இக்கரும்படலத்தில் இரண்டு விதமான தசைகள் காணப்படுகின்றன.

1. சுருக்கு பாவைத்தசை
2. விரிவுப் பாவைத் தசை

இவ்விரு தசைகளும் கரும்படலம் சுருங்கி, விரிவதற்கு உதவுகின்றன. கண்மணி விரிந்து சுருங்குவதற்கு உதவும் தசைக்கு சிலியா தசை என்று பெயர். கண்கள் சந்திக்கும் வெளிச்சம், இருட்டுத் தன்மைகளுக்கேற்ப கரும்படலமும், கண்மணியும் சுருங்கி விரிகின்றன. சிலியா தசையில் இருந்து துவங்கும் தசை நார்கள் இருபுறமும் குவிந்திருக்கும் ஒரு லென்சை தாங்கி நிற்கின்றன.

விழிக்கோளத்தின் மூன்றாவது பகுதியான விழித்திரையில் ஒளியினால் பாதிக்கப்படும் தன்மையுள்ள இரு அமைப்புகள் இயங்குகின்றன.

1. கூம்புகள்
2. தண்டுகள்

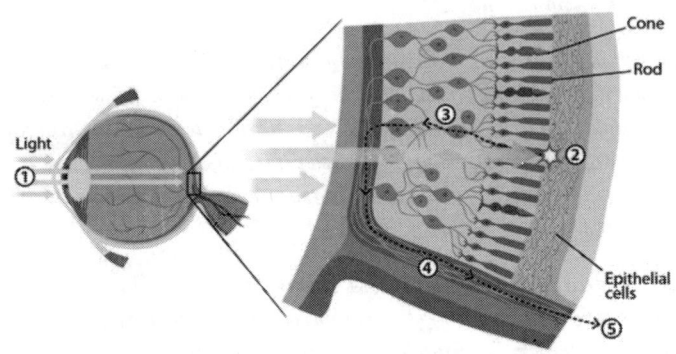

ஏறக்குறைய 70 லட்சம் கூம்பு செல்களும், பல லட்சக்கணக்கான தண்டு செல்களும் அமைந்துள்ளன என கணக்கிடப்பட்டுள்ளன. ஒவ்வொரு தண்டு செல்லும், கூம்பு செல்லை விட நீளமானது. தண்டு செல்களில் தண்டு நிறமி என அழைக்கப்படும் ரொடாப்சினும், கூம்பு செல்களில் கூம்பு நிறமி எனப்படும் ஐயடாப்சினும் அமைந்துள்ளன.

விழி கரும்படலத்திற்கும், விழித்திரைக்கும் இடையிலுள்ள பகுதி - விழி பின்னறை என்றும், விழி வெளிப்படலத்திற்கும் - கரும்படலத்திற்கும் இடையிலுள்ள பகுதி விழி முன்னறை என்றும் அழைக்கப்படுகிறது. இவ்விரு அறைகளும் விழி நீரினால் நிரப்பப்பட்டிருக்கின்றன.

விழித்திரையில் இருந்து உணர்ச்சி நரம்புகள் மூளைக்குச் செல்கின்றன. விழித்திரையில் பார்வை நரம்புகள் மூளையை நோக்கி துவங்கும் இடத்தில் அமைந்துள்ள வெற்றிடத்திற்கு குருட்டு இடம் என்று பெயர். விழித்திரையின் கூம்பு செல்களோ, தண்டு செல்களோ அங்கு இல்லாததால் அந்த இடத்தில் மட்டும் ஒளி ஊடுருவுவதில்லை.

வெளியிலுள்ள ஒளிக்கதிர்கள் ஒளியைக் கடத்தும் தன்மையுள்ள விழி வெண்படலத்தின் வழியாக விழி லென்ஸ், விழித் திரவம் வழியாக ஊடுருவி விழித்திரையின் மீது படுகிறது. விழித்திரையில் இருந்து பார்வை நரம்புகளின் வழியாக காட்சி மூளைக்குச் சென்று சேர்கிறது.

காதுகள்

புலன் உறுப்புகளில் கண்கள் ஒளியை உணர்வதைப்போல, காதுகள் ஒலியை உணரும் தன்மை கொண்டவைகளாக அமைந்துள்ளன. பஞ்ச பூதங்களில் காதுகள் - நீர் மூலகத்தின் வெளிப்புற உறுப்புகளாக அமைந்துள்ளன.

கபால எலும்புக் கூட்டின் பக்கவாட்டில், பக்கத்திற்கு ஒன்றாக காதுகள் அமைந்துள்ளன.

காதுகளின் அமைப்பும், பணியும்

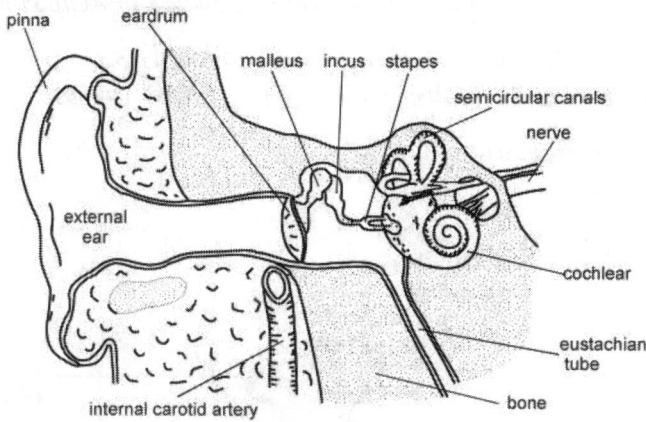

CROSS SECTION OF THE EAR

காதுகளின் பணி ஒலியை உணர்வதோடு முடிந்து விடுவதில்லை. காதுகள் சமநிலைக்கான உறுப்பாகவும் பயன்படுகிறது.

ஒவ்வொரு காதும் மூன்று பாகங்களாகப் பிரிந்து அமைந்துள்ளன.

1. வெளிக்காது
2. நடுக்காது
3. உட்காது

வெளிக்காதின் மடல் குருத்தெலும்பால் ஆனது. இது பின்னா என்று அழைக்கப்படுகிறது. காதுமடலின் மையத்தில் அமைந்துள்ள குழியில் செவிக்குழல் துவங்குகிறது. செவிக்குழலின் அமைப்பு

வளைந்து, நெளிந்து உட்புறமாகச் செல்வதால் அந்நியப் பொருட்களோ அல்லது பூச்சி போன்ற சிறு உயிரினங்களோ காதில் நுழையாமல் பாதுகாக்கப்படுகிறது.

செவிக்குழலில் அமைந்துள்ள செராபினஸ் சுரப்பிகள் பிசு பிசுப்பான கெட்டியான திரவத்தைச் சுரக்கிறது. இதன் பெயர் குறும்பி ஆகும். இதன் மெழுகு போன்ற பிசு பிசுப்புத் தன்மையால் ஈ, எறும்பு, தூசு போன்றவை காதுக்குள் புகுந்துவிட்டாலும் இந்த மெழுகுப் பொருளால் ஈர்க்கப்பட்டு ஒட்டவைக்கப்படுகின்றன.

செவிக்குழல் செவிப்பறையில் முடிவடைகிறது. செவிப்பறையின் மெல்லிய தோல் பகுதி நடுக்காதையும், வெளிக்காதையும் பிரிக்கிறது.

நடுக்காதின் மிக முக்கியமான பகுதி - செவிப்பறைக் குழிவு ஆகும். நடுக்காது எலும்பு மூன்று சிறிய எலும்புகளால் ஆனது.

1. சுத்தி எலும்பு
2. பட்டை எலும்பு
3. அங்க வடிவ எலும்பு

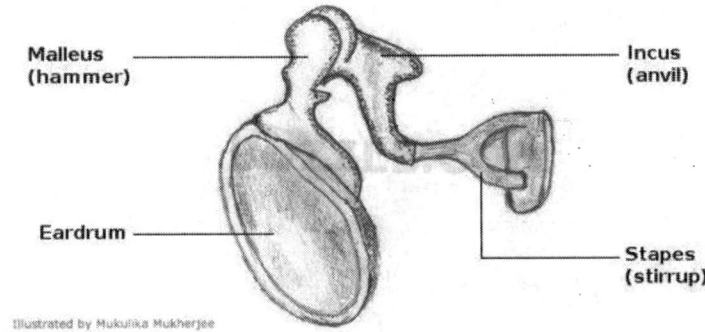

இம்மூன்று எலும்புகளும் சங்கிலித் தொடர் போல இணைந்து அமைந்துள்ளன. இந்த எலும்புத் தொடர் பாலம் போல அமைந்து செவிப்பறையையும், உள் காதையும் இணைக்கிறது. நடுக்காதில் நடுச் செவிக்குழல் ஒன்று அமைந்துள்ளது. அதேபோல, நடுக்காதிலிருந்து யூஸ்டேசின் குழாய் ஒன்று தொடங்கி, தொண்டைப் பகுதியில் போய் முடிவடைகிறது.

வெளிக்காது - காற்று நிறைந்த புற உலகில் அமைந்திருக்கிறது. நடுக்காது காற்று குறைவான உட்பகுதியில் அமைந்துள்ளது. வெளிக்காதும், நடுக்காதும் ஒரேவிதமான காற்று அழுத்தத்தைப் பராமரிப்பதற்கு யூஸ்டேசின் குழாய் பயன்படுகிறது. நாம் சுவாசிக்கும் காற்றின் ஒரு பகுதி இந்தக்குழாய் வழியாக நடுக்காதினை அடைகிறது. இப்படிக் கிடைக்கின்ற காற்று - வெளிக்காதின் காற்று அழுத்தத்திற்கேற்ப நடுக்காதையும் சீர் படுத்துகிறது.

செவிப்பறையில் இருந்து வருகிற ஒலி அலை முதலில் சுத்தி எலும்பில் பட்டு, பட்டை எலும்பு வழியாகப் பயணித்து அங்க வடிவ எலும்பிற்குப் போய்ச்சேருகிறது. அங்க வடிவ எலும்பைக் கடந்து ஒலி செல்லும் போது இருபது மடங்கு அதிகமாகிறது.

உட்காது மிக நுண்ணிய அமைப்பைக் கொண்டுள்ளது. இதன் மிக முக்கியப் பகுதி நத்தைக் கூட்டெலும்பு ஆகும். இவ்வெலும்பின் உட்பகுதியில் பெரிலிம்ப் எனும் திரவம் இருக்கிறது. மூளையில் இருந்து வரும் ஒலி உணர் நரம்புகள் அனைத்தும் இத்திரவத்தில் முடிந்து, பல நுண்ணிய கிளை நரம்புகளாக வெளிப்படுகின்றன.

நத்தை கூட்டெலும்பின் மேல் பாகத்தில் மூன்று அரை வட்ட வடிவமுள்ள குழல்கள் காணப்படுகின்றன. இவற்றில் ஒன்று சாய்ந்தும், மற்ற இரண்டும் செங்குத்தாகவும் அமைந்துள்ளன. அரைவட்டக் குழாய்கள் முழுவதும் உள் நிணநீர் நிரம்பியுள்ளது. இக்குழாய்களின் முடிவில் குமிழ் போன்ற அமைப்பு காணப்படுகிறது. ஒலி அலைகளை உணரவும், சமநிலையைக் காக்கவும் இப்பகுதியில் தொகுதி தொகுதிகளாக உணர் செல்கள் அமைந்துள்ளன.

புவி ஈர்ப்பு விசைக்கு ஏற்றவாறு சமநிலைக்கு நாம் வருவதற்கு உள்காதில் அமைந்திருக்கும் அரைவட்டக் குழல்களும், அதன் நிணநீர் மட்டமும் பயன்படுகின்றன. புவிஈர்ப்பு விசைக்குத் தகுந்தவாறு உள்காதின் பகுதிகள் மூளையைத் தூண்டுகின்றன. தலையின் அமைவிற்கு ஏற்ப, முழு உடலையும் ஒழுங்குபடுத்துகிறது மூளை.

ஒலி அலைகள் வெளிக்காதில் மோதி, செவிக்குழல் வழியாக உள்ளே சென்று, செவிப்பறையில் அதிர்வுகளை ஏற்படுத்துகிறது. அதில் இணைந்திருக்கும் மூன்று எலும்புகளால் அதிர்வுகள் பெருக்கப்பட்டு, உள்காதின் நத்தைக் கூட்டெலும்பின் திரவத்தில் அதிர்வுகள் ஏற்படுத்தப்படுகிறது. அதிர்வுகளால் உருவான அலைகள், ஒலி உணரும் நரம்புகள் மூலம் மூளைக்கு எடுத்துச் செல்லப்படுகின்றன.

ஒலி அலைகள் மூளைக்கு கடத்தப்பட்டவுடன், செவிப்பறைக்குப் பின்பறம் அமைந்திருக்கும் இன்னொரு வகை திரவம் அதிர்வுகளைக் கட்டுப்படுத்தி, மறுபடியும் சமநிலையை ஏற்படுத்துகிறது. இந்த சமநிலை ஏற்படுவதால்தான் அடுத்த ஒலி அலையை உள்வாங்க நம் காதுகள் தயாராகின்றன.

நாக்கு

நாக்கு சுவை உணர்ந்து, அதனை மூளைக்கு கடத்தும் உறுப்பாகவும், பேசுவதற்கு உதவும் உறுப்பாகவும் இருக்கிறது. நாம் உண்ணும் உணவுப் பொருட்களை கலக்கவும், உணவுக்குழலுக்குள் தள்ளவும் நாக்கு உதவுகிறது.

நாக்கு வெப்பம் அறிதல், தொடுவதை அறிதல், வலியினை அறிதல் போன்ற உணர்ச்சிகளைக் கொண்டுள்ளன.

பஞ்சபூதங்களில் நெருப்பு மூலகத்தின் வெளிப்புற உறுப்பாக நாக்கு செயல்படுகிறது.

நாக்கின் அமைப்பும், பணிகளும்

நாக்கு நுனி நாக்கு, நடு நாக்கு, அடித்தளம் என மூன்று பகுதிகளால் ஆனது. நுனி நாக்கும், நடு நாக்கும் எந்த எலும்புடனும் இணைவதில்லை. நாக்கின் அடித்தளம் ஹையாய்டு எலும்புடன் இணைந்துள்ளது.

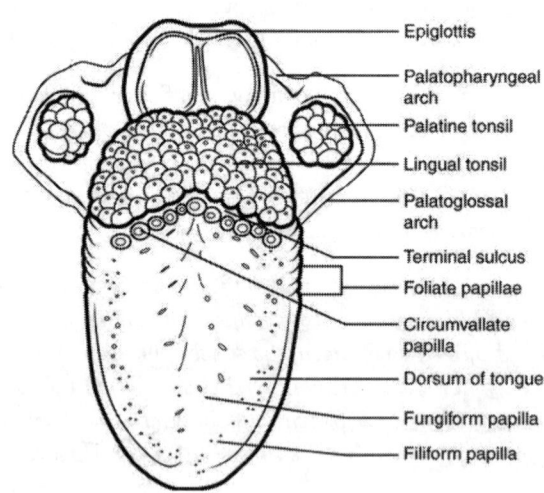

நாக்கில் காணப்படும் தசைகள் இரு வகைப்படும்.

1. நாக்குத்தசைகள்
2. எலும்புகளுடன் பொருந்திய தசைகள்

நாக்கின் வடிவத்தை தீர்மானிப்பது நாக்குத்தசைகளே ஆகும். இத்தசைகள் நீள் வாக்கிலும், கிடைமட்டமாகவும், செங்குத்தாகவும் மூன்று திசைகளிலுமே செல்லும் வகையில் அமைந்துள்ளன.

மூன்று ஜோடி நாக்குத்தசைகள் எலும்புகளில் துவங்கி, நாக்குடன் இணைகின்றன. இவைகள்தான் நாக்கின் அசைவினைத் தீர்மானிக்கின்றன.

மூன்று வகை எலும்புத்தசைகள்:

1. ஹையோ கிளாசஸ்
2. ஜீனியோ கிளாசஸ்
3. ஸ்டைலோ கிளாசஸ்

நாக்கின் மேற்பகுதியில் சுவை அரும்புகள் அமைந்துள்ளன. இவை மூன்று வகையாகக் காணப்படுகின்றன.

1. பில்லிபார்ம் எனப்படும் இலை வடிவ அரும்புகள்
2. பாங்கிபார்ம் எனப்படும் பூஞ்சை வடிவ அரும்புகள்
3. சர்கும்வல்லேட் எனப்படும் வட்ட வடிவ அரும்புகள்

சுவை அரும்புகள் நாக்கின் மேற்புரத்தில் திட்டுத் திட்டாக அமைந்துள்ளன. ஒவ்வொர் அரும்பும் கதிர்வடிவத்தில் சுவை உணரும் செல்களாலும், தடித்த ஆதரவுச் செல்களாலும் ஆனவை. அரும்புகள் ஒன்பதாவது கபால நரம்புடன் இணைகின்றன.

நாக்கில் ஓரங்களில் காணப்படும் இலை வடிவ அரும்புகள் கூடுதல் தொடு உணர்வுடன் அமைந்துள்ளன.

கசப்பு சுவையினை ஏற்கும் சுவை அரும்புகள் நாக்குப் பகுதியின் உட்புறத்திலும், புளிப்பு அரும்புகள் நாக்கின் ஓரங்களிலும், இனிப்பு அரும்புகள் நாக்கின் முன் பகுதியிலும், உப்பு அரும்புகள் நாக்கின் ஓரங்களிலும், பக்கங்களிலும் அமைந்துள்ளன.

14

ஒருங்கிணைந்த உடலியல்

இதுவரை நாம் பார்த்த விஷயங்கள் - மரபுவழித் தொகுப்போடு, நவீன உடலியலை பிரிவு, பிரிவாகப் பார்த்தோம். நவீன பிரிவுகளின் அடிப்படையில் உடலைப் பகுத்துப் பார்த்தாலும்கூட, அதன் பின்புலத்தில் ஓர் ஒருங்கிணைந்த இயக்கம் இருப்பதை நாம் புரிந்துகொள்ள வேண்டும். இதனைப் பகுத்தறிதல், தொகுத்தறிதல் எனப் புரிந்து கொள்ளலாம்.

ஒவ்வொரு மண்டலமாக உடலியலை நாம் அறிய முயற்சிப்பது பகுத்தறிதல். அதன் பின்புலமாக, முழு உடலும் இயங்கக் காரணமாக இருக்கும் அடிப்படையை உணர முயல்வது தொகுத்தறிதல். உடலியலின் அடிப்படைகள் மூலம் பகுத்தறிவையும், சுய புரிதல் மூலம் தொகுத்தறிவையும் நாம் பெறுவதுதான் இப்பாடங்களின் நோக்கம்.

மரபு வழி மருத்துவங்கள் அனைத்தும் தனித்தன்மையான உடல் பற்றிய அறிவைக் கொண்டிருந்தன. ஆனால், பிற்காலத்தில் மரபு வழி உடல் அறிவியல் மறைந்து நவீன உடலியல் நம் மருத்துவங்களுக்குள் நுழைந்துவிட்டது. உடல் பற்றிய நவீன கண்ணோட்டங்களைத் தெரிந்து கொள்வதில் தவறென்ன? என்று நமக்குத் தோன்றலாம். நவீன மருத்துவப் புரிதல் என்பது கண்ணால் பார்த்த பிறகு நம்புவது. நவீன மருத்துவத்தில் அனாட்டமி (ANATOMY) என்ற சொல் உடலியலைக் குறிக்கிறது. இந்த கிரேக்கச் சொல்லிற்கு அறுத்துப் பார்த்தல் என்று பொருள். உடலை அறுத்துப் பார்த்து, அதன் உறுப்புகளை நேராகக் கண்டு அதன் பணிகளை அனுமானத்தின் மூலம் புரிந்து கொள்வது நவீன அறிவியல் ஆகும். ஆனால், நம் பாரம்பரிய மருத்துத்துவங்களின் உடலறிவியல் கண்ணால் கண்டதை

வைத்து மட்டும் அறியாமல், உடலின் இயங்கும் தன்மையை அக உணர்வின் மூலம் அறிந்து உருவாக்கப்பட்டது.

உதாரணமாக, நம் உடலின் செரிமான மண்டலம் என்று நவீன மருத்துவம் வாய் முதல் மலவாய் உள்ள உறுப்புகளைக் கூறுகிறது. கல்லீரல், பித்தப்பை போன்ற உறுப்புகளை செரிமானத்திற்கான துணை உறுப்புகள் என்றும் கூறுகிறது. நாமும் நம் பள்ளிப் பாடங்களில் அப்படித்தான் படித்திருப்போம். இதன்படி, ஒரு மனிதன் உணவு உண்ட பிறகு அது செரித்து சத்துக்களாக மாற இரண்டரை மணி நேரம் முதல் நான்கு மணி நேரம் வரை ஆகும். தொடர்ந்து நான்கு நாட்களாகப் பட்டினி கிடக்கும் ஒருவருக்கு கண்கள் பஞ்சடைத்துப் போகும். காதுகளின் கேட்கும் திறன் குறைந்து போகும். உடல் பலவீனம் அடைந்து சோர்வு உண்டாகும். இந்நிலையில் அவருக்கு உணவு வழங்கப்பட்டால் என்ன நடக்கும்?

அவர் முதல் கவள உணவை வாயில் இட்டு, மென்று கொண்டிருக்கும் போதே அவருடைய கண்களும், காதுகளும் சக்தி பெறும். அவருடைய குரல் வலிமை பெறுவதையும் நம்மால் பார்க்க முடியும். வாயில் இடப்பட்ட உணவு இரைப்பைக்கு போவதற்கு முன்பே அவரது உடல் சக்தி பெறுகிறது. இந்த சக்தியை அளிப்பது மண்ணீரல் என்னும் உறுப்பு. உணவு வாயில் இடப்படும்போதே அதிலிருந்து சக்தி கிரகிப்பைத் துவங்குகிறது மண்ணீரல். இந்த உறுப்பை செரிமான உறுப்பாக நவீன மருத்துவம் கருதுவதில்லை. ஏனென்றால் உடலை அறுத்துப் பார்க்கும்போது இரைப்பைக்கும் மண்ணீரலுக்கும் நேரடித் தொடர்பு இல்லை. உணவு மண்ணீரலுக்குள் போவதுமில்லை. எனவே, மண்ணீரல் செரிமான உறுப்பில்லை என்று முடிவு செய்கிறது நவீன மருத்துவம். மரபுவழி மருத்துவங்களில் மண்ணீரல் முக்கியமான செரிமான உறுப்பாக்க் கருதப்படுகிறது.

இதேபோல உணவோடு நேரடித் தொடர்பில் இல்லாத பல உறுப்புகள் செரிமானத்திற்கு உதவுகின்றன. அவற்றையெல்லாம் நவீன மருத்துவம் வெவ்வேறு மண்டலங்களாகக் கருதுகிறது. இப்படி மனித உடலை, அதன் இயக்கத்தை நேரடியாகப் பார்ப்பதன் மூலம் தீர்மானிக்கிறது நவீன மருத்துவம். ஆனால், மரபு வழி மருத்துவம் அதன் இயங்கும் தன்மையை உணர்தல் மூலம் தீர்மானிக்கிறது. மனித உடலின் ஒருங்கிணைந்த இயக்கத்தை மரபு வழி அறிவியலின் பார்வையோடு புரிந்து கொண்டால்தான் நிரந்தர உடல்நலனுக்கான வழியையும், நோய்களில் இருந்து நம்மைப் பாதுகாத்துக் கொள்ளும் தெளிவையும் பெறமுடியும்.

நம் உடல் பற்றி மரபுவழி அறிவியல் என்ன சொல்கிறது என்பதைச் சுருக்கமாகப் பார்க்கலாம்.

மனித உடல் என்பது இயந்திரமல்ல. அது தன்னைத் தானே தகவமைத்துக் கொள்ளும் அற்புதம். உடலை ஒரு கருவி என்ற மனநிலையில் இருந்து நாம் அணுகுகிறோம். காருக்கு எரிபொருளை நிரப்புவது போல உணவை வயிற்றுக்குள் நிரப்புகிறோம். அதன் தேவையை, நிராகரிப்பை, நிறைவை நாம் உணர்வதில்லை. உடல் இயற்கையின் குழந்தை. அதன் இயக்கங்கள் ஒழுங்கமைவோடு இருக்கின்றன.

தனித்தனியான உறுப்புகளின் இயக்கத்தையும், அதன் உருவத்தையும் வைத்து முடிவுக்கு வருவது நவீன உடலியல். உடலின் ஒத்திசைவான ஒருங்கிணைந்த இயக்கத்தின் அடிப்படையில் புரிந்து கொள்வது ஒருங்கிணைந்த உடலியல் என்பதைப் புரிந்திருக்கிறோம். பாரம்பரிய உடலியல் உறுப்புகளை அறுத்துப் பார்ப்பதற்கும் முன்பாகவே தன் புரிதல் மூலம், தத்துவங்களின் அடிப்படையில் அதன் இயக்கத்தை உணர்ந்து வெளியிட்டது. நவீன உடலியல் உடலின் ஒவ்வொரு உறுப்பையும் அறுத்துப் பார்த்து, தான் பார்த்ததன் அடிப்படையில் உருவாக்கியது.

எதிர்ப்பு சக்தி என்பதை உடலின் அடிப்படை சக்திகளில் ஒன்றாக வரையறுத்தது மரபுவழி உடலியல். அதற்கு உருவம் கிடையாது. உடலில் உள்ள ஒவ்வொரு அணுவும் தேவைப்படும் போது உடலுக்கு ஊறு விளைவிக்கும் பொருட்களை எதிர்க்கும். நவீன உடலியல் எதிர்ப்பு சக்தியை உருவமாகப் பார்க்கிறது. உதாரணமாக, வெள்ளை அணுக்கள் என்பவை உடலின் போர் வீரர்கள் என்று கூறுகிறது. இந்த வெள்ளை அணுக்களை முதன் முதலில் நுண்ணோக்கியின் வழியாகப் பார்த்த லூயிஸ் பாஸ்டர் அவை உயிரற்றவை என்று எழுதினார். உயிரற்ற வெள்ளை அணுக்கள் இரத்தத்தில் மிதந்து செல்கின்றன என்று குறிப்பிட்டார். ஆனால், மரபு வழி உடலியலுக்குத் தெரியும் வெள்ளை அணுக்கள் மட்டுமல்ல, உடலின் எல்லா அணுக்களுமே தேவைப்படும்போது எதிர்ப்பு சக்தியை வெளிப்படுத்தும் என்பது. இப்படி உருவ அடிப்படையில், பார்த்ததன் அடிப்படையில் அமைந்தது நவீன உடலியல்.

உடல் என்பது இயந்திரமல்ல. உடலில் உருவாகும் இரசாயனங்களும், நாம் உடலுக்கு வெளியே உருவாக்கிக்கொள்ளும் இரசாயனங்களும் ஒன்றல்ல.

உதாரணமாக நம் இரைப்பையில் உணவைச் செரிப்பதற்காக ஓர் அமிலம் இருப்பதாகக் கூறப்படுகிறது. நாம் உண்ணும் விதவிதமான உணவுகளில் இருந்து சக்தியைப் பெறுவதற்காக செரிமானம் நடைபெறுகிறது. இரைப்பையில் நடக்கும் செரிமானத்திற்கு அடிப்படையாக இருப்பது ஹைட்ரோ குளோரிக் அமிலம். இதனைப் பள்ளிப் பாடங்களில் விரிவாக விளக்குகிறார்கள். இப்போது உடல் என்பது கருவி அல்ல என்பதை இந்த அமிலத்தின் மூலம் புரிந்து கொள்ளலாம்.

ஓர் அமிலம் என்பதன் அரிக்கும் தன்மை அதன் செறிவு அல்லது நீர்த்த தன்மையில் அடிப்படையில் முடிவு செய்யப்படுகிறது. தண்ணீர் கலந்த அமிலம் அரிக்கும் தன்மையில் குறைவாக இருக்கிறது. செறிவான அமிலத்திற்கு அரிக்கும் தன்மை அதிகமாக இருக்கிறது. இது பொதுவான வேதியியல் விதி. அப்படியானால் நம் இரைப்பையில் உள்ள அமிலத்தின் தன்மை என்ன? நீர்த்ததா? அல்லது செறிவானதா? இதை நவீன உடலியல் கணக்குப்படி அளந்து கொள்ளலாம். இது உடல் தயாரிக்கும் அமிலம். நம்முடைய வேதியியல் கூடங்களில் அதே அளவுள்ள அமிலத்தை எடுத்துக்கொள்ளலாம். இரைப்பையில் உள்ள அமிலமும், வேதியியல் கூட அமிலமும் ஒரே அமிலம்தான். ஒரே அளவுதான். இப்போது வெளியில் உள்ள அமிலத்தை நம்முடைய இரைப்பையில் ஊசி மூலம் செலுத்தினால் இரைப்பை என்ன ஆகும்?

இரண்டின் தன்மையும் ஒன்றுதான் என்றாலும், வெளியில் இருந்து இரைப்பைக்குள் செலுத்தப்படும் அமிலம் இரைப்பையை அரித்து விடும். ஏன் இவ்வாறு நிகழ்கிறது? ஏனென்றால் உடல் தயாரிக்கும் அமிலம் உயிர் வேதியியல் பொருள். நாம் தயாரிக்கும் அமிலம் வெறும் வேதியியல் பொருள். உடல் என்பது கருவி அல்ல. அது இயற்கையின் அற்புதம்.

அற்புதமான நம் உடல் மூன்று விதமான வேலைகளைச் செய்கின்றன.

1. தனக்குத் தேவையானவற்றை தானே உருவாக்கிக் கொள்கிறது. நாம் சிசுவாக தாயின் கருவறைக்குள் இருந்தபோது நம் உடல் என்ன செய்தது? தனக்குத் தேவையான உறுப்புகளைத் தானே உருவாக்கிக் கொண்டது. ஒவ்வொரு உறுப்பும் எங்கே அமையவேண்டும், எந்த அளவு இருக்கவேண்டும் என்பதையெல்லாம் சிசுவின் உடல் தானே தீர்மானித்துக்கொண்டது. உடல் தன் உயிர் வாழ்விற்காக உருவாக்கிக்கொண்ட உறுப்புகளைப் பராமரிப்பதற்குத் தேவையான சத்துக்களையும் தானே உருவாக்கிக் கொள்கிறது. உடலிற்குத் தேவையான

அடிப்படை உடலியல்

உறுப்புகளையும், உடலிற்குத் தேவையான சத்துக்களையும் உடலே உருவாக்கிக்கொள்கிறது. இது நம் உடலின் உருவாக்கும் பணியாகும்.

2. உடல் உறுப்புகளில் பாதிப்பு ஏற்பட்டாலோ, உடலுக்கு ஊறு விளைவிக்கும் கழிவுகள் உள்ளுறுப்புகளில் தேங்கிவிட்டாலோ அவற்றைச் சரி செய்யும் வேலையையும் உடலே செய்து கொள்கிறது. புறச் சூழ்நிலையில் இருந்து நம் உடலிற்குள் ஊடுருவ முயலும் கழிவுப் பொருட்களில் இருந்தும் தன்னைத் தானே பாதுகாத்துக் கொள்கிறது. கழிவுகளை அகற்றுவதும், உள்ளுறுப்புகளை பாதுகாப்பதும், அதன் பாதிப்புகளைச் சரி செய்வதும் உடலின் குணமாக்கும் பணியாகும்.

3. உடலின் முதல் இரண்டு வேலைகளான உருவாக்கும் பணியையும், குணமாக்கும் பணியையும் நிறைவேற்றும் போது தனக்குத் தேவையானவற்றை அறிவிக்கும் பணியையும் உடலே செய்கிறது. உணவு தேவைப்படும்போது பசியையும்., தண்ணீர் தேவைப்படும் போது தாகத்தையும், ஓய்வு தேவைப்படும் போது சோர்வையும், தூக்கம் தேவைப்படும்போது தூக்கத்தையும் நமக்கு அறிவிக்கிறது. இது அறிவிக்கும் பணியாகும்.

இந்த மூன்று வேலைகளைச் செய்வதற்கு உடல் முழுவதும் அமைந்திருக்கும் உறுப்புகளும், அதன் மண்டலத் தொகுப்புகளும், பல வகையான ஹார்மோன்களும் பயன்படுகின்றன.

உடல் இயல்பாக, உடல் நலத்தோடு இயங்க வேண்டுமானால் அதன் அறிவிப்புகளை நாம் பின்பற்றினால் போதும். அதற்கு மாறாக, உடலின் தனிச்சிறப்பான பணிகளான உருவாக்கத்திலும், குணமாக்கலிலும் நாம் தலையிடுவோமானால் உடல்நலம் பாதிக்கப்படும். ஓர் உறுப்பு எங்கு இருக்கவேண்டும் என்பதை நாம் அறியோம். அதை உடலே தீர்மானிக்கிறது. அதேபோல ஓர் உறுப்பை எப்படிச் சீர்படுத்த வேண்டும் என்பதையும் நாம் அறியவில்லை. அதையும் உடலே செய்கிறது. இவை இரண்டும் நம் அறிவிற்கு அப்பாற்பட்ட உடலின் செயல்களாகும். இதில் நாம் தலையிட வேண்டியதில்லை.

உடல் நமக்கான பணிகளை தனியே பிரித்து அறிவிக்கிறது. அது கேட்பதைக் கொடுப்பதுதான் நமது ஒரே ஒரு பணி. நாம் தலையிட வேண்டிய பணியான அறிவிப்புகளை நிறைவேற்றுதல் என்ற வேலையை நாம் செய்யாமல், உடலின் ஒழுங்கமைவான இயக்கமான உருவாக்கம், குணமாக்கல் போன்ற வேலைகளில்

தலையிடுவோமானால் உடல் நலம் சீர்கெடும். நமக்கு அளிக்கப்பட்ட மிகச் சுலபமான வேலைகளை நாம் செய்தால் போதும். உடல் நலத்தைக் காக்க முடியும்.

மேற்கோள் நூல்கள்:

1. Dr.N. Murugesh, Anatomy Physiology and Health Education, Sixth Edition, 2006.

2. Dr. W. S. Hoar, General and comparative physiology, First Edition, 1966.

3. Dr. N. Murugesh, Basic Anatomy and Physiology, Sixth Edition, 2008.

4. Dr. C. H. Best and N.B.Taylor, The Human Body, First Edition, 1963.

5. டாக்டர். எஸ். நவராஜ் செல்லையா, ராஜ் மோகன் பதிப்பகம், தேகத்தைத் தெரிந்து கொள்வோம் (நூல்), மூன்றாம் பதிப்பு 2003.

6. டாக்டர். பொன். விஜயலட்சுமி, கி.வள்ளியம்மை, நியூ செஞ்சுரி புக் ஹவுஸ் (பி) லிட், உடல் செயலியல் (நூல்), நான்காம் பதிப்பு 2012.

7. தமிழ்ப் பல்கலைக்கழகம் - கம்பம் அகாடமி ஆஃப் அக்குபங்சர், அக்குபங்சர் உடலறிவியல், முதல் பதிப்பு, 2015.

8. தமிழ்ப் பல்கலைக்கழகம் - கம்பம் அகாடமி ஆஃப் அக்குபங்சர், உயர்நிலை உடலியல், முதல் பதிப்பு, 2015.

பின்னிணைப்பு - 1

மரபுவழி மருத்துவங்களின் கால அட்டவணை

நிகழ்வு	காலம்
ஆதி மருத்துவத் தோற்றம் (மந்திர உச்சாடனம், தாயத்து அணிதல், செம்மண் பூச்சு, மூலிகைச் சாறு, ஆவிக்குளியல், கெட்ட ரத்தத்தை வெளியேற்றுதல், பூசாரி சிகிச்சை)	கி.மு.14,000 - 5000
மண்டையோட்டில் துளை போடும் சிகிச்சை	கி.மு. 10,000
இந்திய மருத்துவ வளர்ச்சிக் காலம்	கி.மு.4000 - கி.பி.1600
எகிப்திய மருத்துவம்	கி.மு.3500 - கி.மு.332
திருமூலர்	1 - கி.மு. 3100
பாபிலோனிய மருத்துவம்	கி.மு. 3000
எகிப்திய மருத்துவம்	கி.மு. 2980 - 2900
தொன்மைச் சீன மருத்துவம்	கி.மு. 2737
கிரேக்க மருத்துவம்	கி.மு. 2300
சுமேரிய, மெசபடோமிய மருத்துவங்கள்	கி.மு. 2280 - கி.மு. 1185
சித்தர்கள் காலம்	கி.மு. 1800 - கி.பி.500
எகிப்திய மருத்துவ பாப்பிரஸ் பிரதிகள்	கி.மு. 1600
தொல்காப்பியர் காலம் (மருத்துவக் கோட்பாடுகள்)	கி.மு. 1000
அக்னிவேசர் காலம் (சம்ஹிதை)	கி.மு. 600
பேலர் சம்ஹிதை	கி.மு. 600
பித்தாகோரஸ் இந்திய மருத்துவம் கற்றல்	கி.மு. 600 - கி.மு.500
திருமூலர் 2	கி.மு.500 - கி.பி. 500
சங்க கால மருத்துவம்	கி.மு. 500 - கிபி. 100
ஹிப்போகிரேட்ஸ் (கிரேக்கம்)	கி.மு. 460 - கி.மு. 355
எரேசிஸ்ட்ரேட்டஸ் (உடலியலின் தந்தை)	கி.மு. 310 - கி.மு.250

பதஞ்சலி முனிவர்	கி.மு. 300 - 150
ரோமானிய மருத்துவம்	கி.மு. 300
அசோகர் கால மருத்துவம்	கி.மு. 273 - 232
தென்னகத்தில் ஆதுல சாலைகள் (மருத்துவமனைகள்)	கி.மு. 260
சீன மருத்துவர் பியன் சலோ	கி.மு. 255
சீனத்தின் ரசவாத நூல்	கி.மு. 206 - கி.பி.220
சீன மருத்துவத்தின் சின் வம்ச ஆதாரங்கள்	கி.மு. 180
கிரேக்க - ரோம மருத்துவம்	கி.மு. 156 - கி.பி. 576
திருவள்ளுவர்	கி.மு. 31
ரோமர் செல்சஸ் மருத்துவ நூல்	கி.மு. 25 - 50
சித்த நாகார்ச்சுனர் - அஸ்வகோசர் - சரகர்	கி.பி. 58 - 144
அக்னிவேச சம்ஹிதை	கி.பி. 100
ஆயுர்வேத சரக சம்ஹிதை	கி.பி. 100 - 200
அக்குபங்சர் வரைபடங்கள் காலம்	கி.பி. 102
தன்வந்திரி காலம்	கி.பி. 100
சுஸ்ருதர் காலம்	கி.பி. 100
கேலன்	கி.பி. 131 - 200
சாங் சங் சிங் (சீனத்து ஹிப்போகிரேட்ஸ்)	கி.பி. 168
போவெர் மருத்துவப் பிரதிகள்	கி.பி. 200
சீன நாடியியல் நிபுணர் வேங் சு ஹோ	கி.பி. 280
நவநீதகா - யோக சூத்திரம் தொகுப்பு	கி.பி. 4 ஆம் நூற்றாண்டு
தஞ்சை மாவட்டத்தின் மருத்துவக்குடி	கி.பி. 7 ஆம் நூற்றாண்டு
இந்தியாவில் அரேபிய மருத்துவ நுழைவு	கி.பி. 711
யுனானி	கி.பி. 841 - 926
சீனாவில் நாடியியல் காலம்	கி.பி. 907 - 960
சிவவாக்கியர்	கி.பி. 10 ஆம் நூற்றாண்டு
மருத்துவமனைகள் உருவாக்கம்	கி.பி. 1066

போலோக்னா (மனித உடல் அறுவைப் பரிசோதனை)	கி.பி. 1281
84 சித்தர்கள்	கி.பி. 12 - 13 ஆம் நூற்றாண்டு
சாரங்கநாதர் சம்ஹிதை	கி.பி. 13 ஆம் நூற்றாண்டு
வில்லியம் ஹார்வி (ரத்த சுற்றோட்டம்)	கி.பி. 1578 - 1657
இராவணன் நூல்கள் வட மொழியில் பதிப்பு	கி.பி. 16 ஆம் நூற்றாண்டு
தன்வந்திரி மகால் மருத்துவமனை	கி.பி. 1676 - 1855
ஜியார்ஜியர் மருத்துவ காலம்	கி.பி. 1714 - 1830
இந்தியாவில் கிழக்கிந்தியக் கம்பெனி	கி.பி. 1750
மன்னர் சரபோஜி மருத்துவ நூல்கள்	கி.பி. 1798 - 1832
ரெனிலென்னாக் (ஸ்டெதஸ்கோப்)	கி.பி. 1819
விக்டோரியா மருத்துவக் காலம்	கி.பி. 1837 - 1901
ஹக்கீம் அஜ்மல் கான் (யுனானி)	கி.பி. 1863 - 1922
சரஹ சம்ஹிதை ஆங்கில மொழிபெயர்ப்பு	கி.பி. 1890 - 1911
சுஸ்ருத சம்ஹிதை ஆங்கில மொழிபெயர்ப்பு	கி.பி. 1890 - 1911
சென்னையில் முதல் சித்த மருத்துவப் பள்ளி	கி.பி. 1924
தமிழகத்தில் சித்த மருத்துவக் கல்லூரிகள் - மருத்துவமனைகள் உருவாக்கம்	கி.பி. 1965
தேசிய சித்த மருத்துவ ஆராய்ச்சி நிறுவனம்	2005

- 'தமிழர் மருத்துவக் கலை தோற்றமும் வளர்ச்சியும்' முனைவர்பட்ட ஆய்வேடு (முனைவர். ஆனைவாரி ஆனந்தன், உலகத் தமிழாராய்ச்சி நிறுவன வெளியீடு).